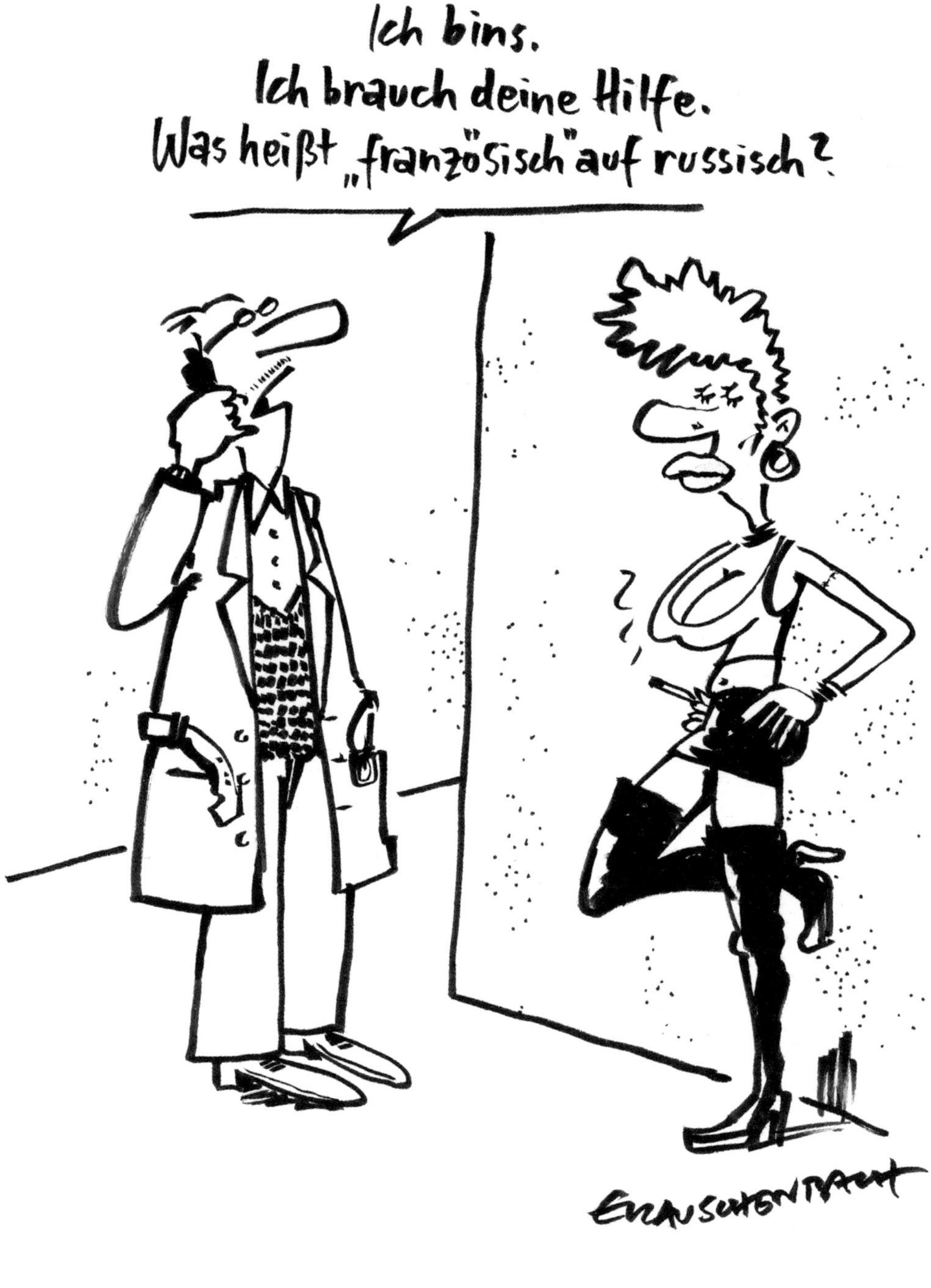
Ich bins.
Ich brauch deine Hilfe.
Was heißt „französisch" auf russisch?

Erich Rauschenbach

# *Je oller, je doller*



LAPPAN

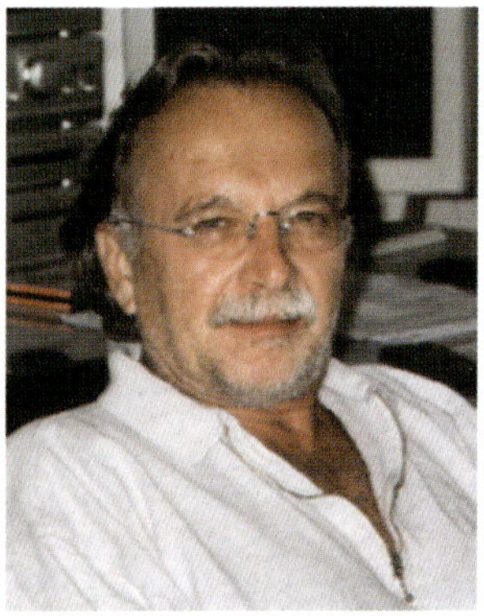

Erich Rauschenbach, Jahrgang 1944,
lebt seit 1953 in Berlin.
Nach dem Abitur schließt sich eine Banklehre an, die 1966 erfolgreich, aber für immer, beendet wird.
Es folgt ein Studium an der PH bis 1969 und bis 1973 an der Hochschule der Künste in Berlin.
Seither freiberuflich tätig als Zeichner und Autor sehr erfolgreicher Bücher.


www.lappan.de · E-Mail: info@lappan.de
Reproduktionen: litho niemann + m. steggemann, Oldenburg
Druck und Bindung: Proost International Book Productions, Turnhout
Printed in Belgium
ISBN 10: 3-8303-3128-2
ISBN 13: 978-3-8303-3128-5

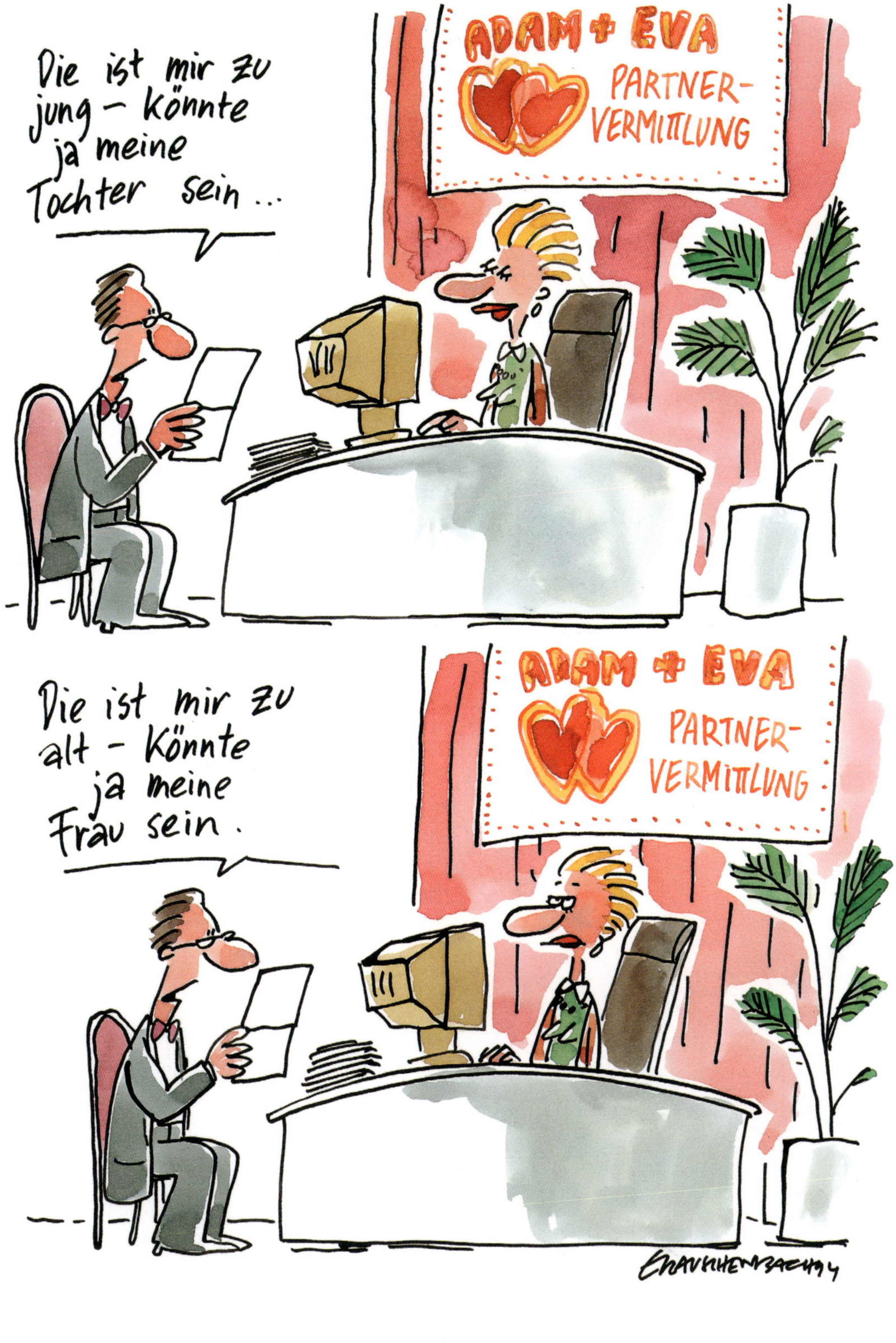
Die ist mir zu jung – könnte ja meine Tochter sein ...
ADAM + EVA
PARTNER-VERMITTLUNG
Die ist mir zu alt – Könnte ja meine Frau sein.
ADAM + EVA
PARTNER-VERMITTLUNG

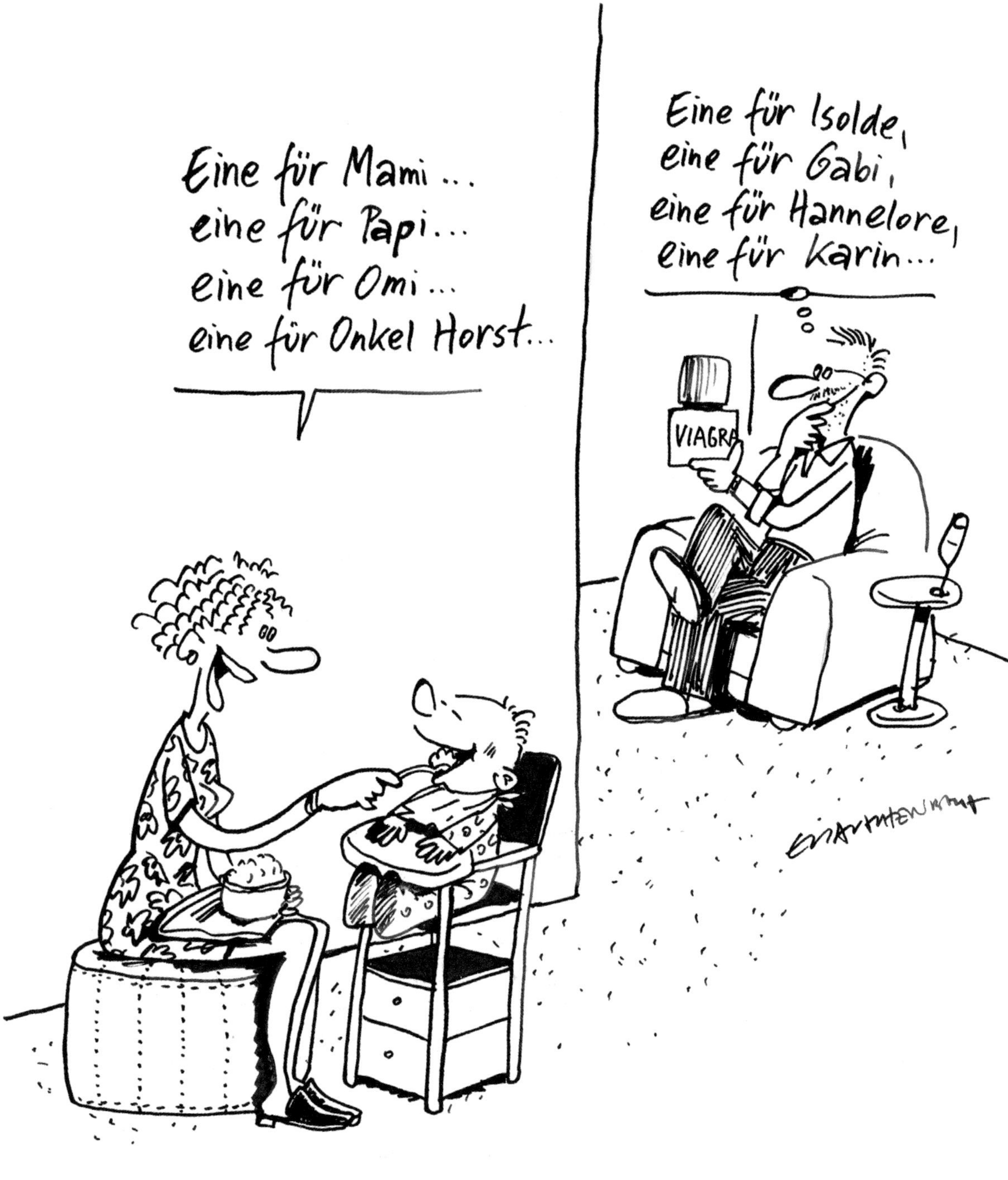
Eine für Mami …
eine für Papi …
eine für Omi …
eine für Onkel Horst …
Eine für Isolde,
eine für Gabi,
eine für Hannelore,
eine für Karin …
VIAGRA

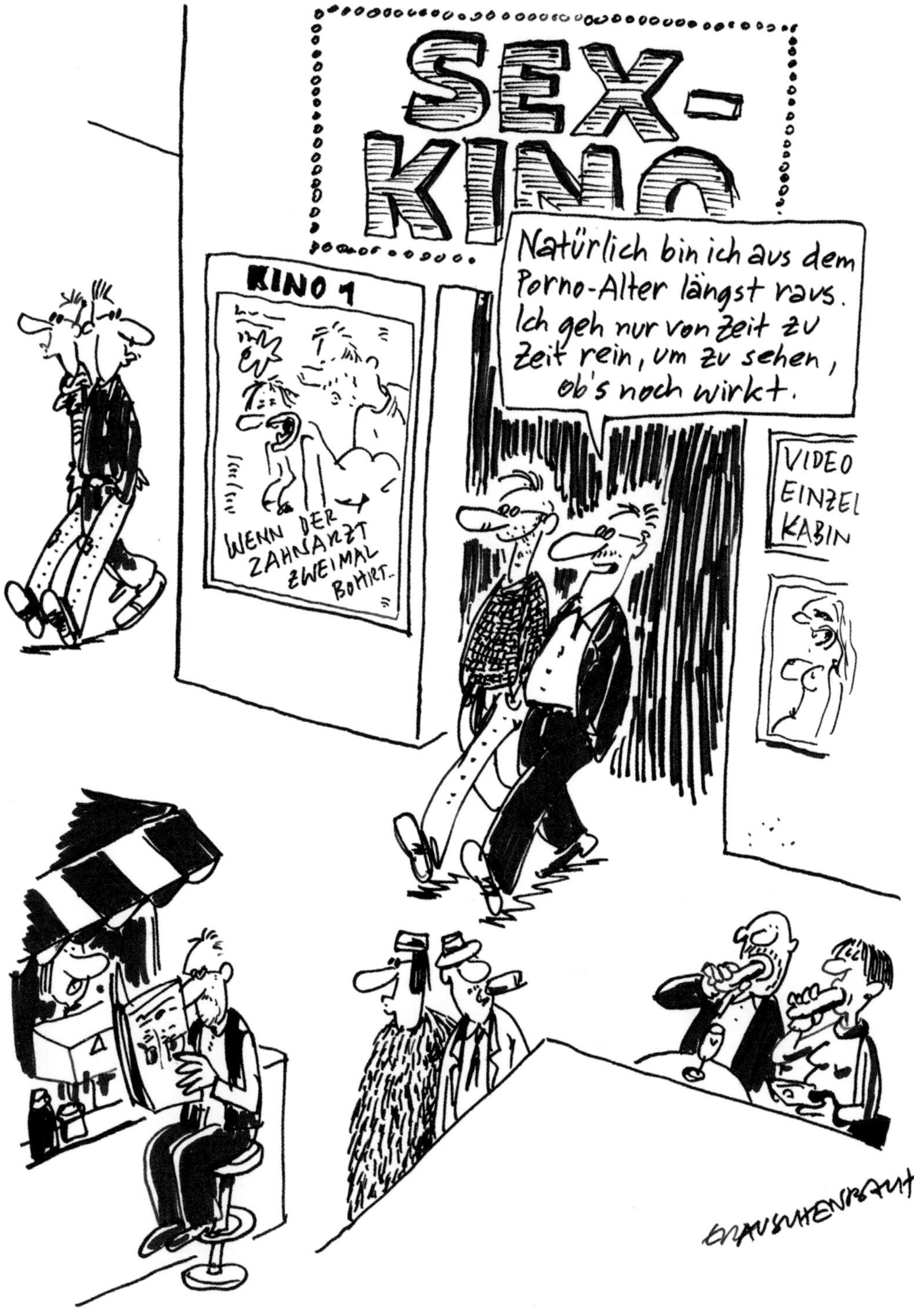
SEX-KINO
KINO 1
WENN DER ZAHNARZT ZWEIMAL BOHRT..
Natürlich bin ich aus dem Porno-Alter längst raus. Ich geh nur von Zeit zu Zeit rein, um zu sehen, ob's noch wirkt.
VIDEO EINZEL KABIN
KRAUSHENBAUM

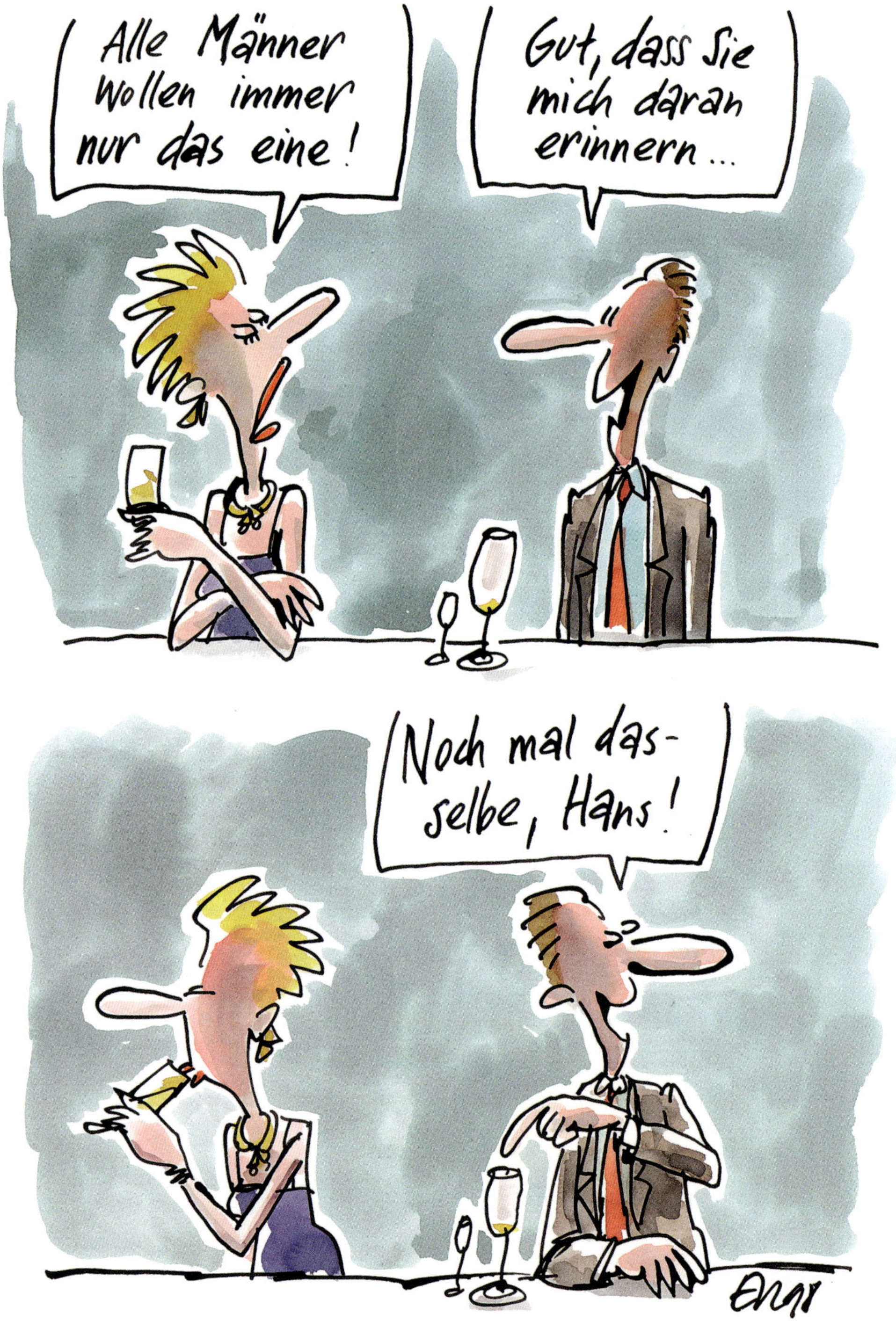
Alle Männer wollen immer nur das eine!
Gut, dass Sie mich daran erinnern ...
Noch mal dasselbe, Hans!

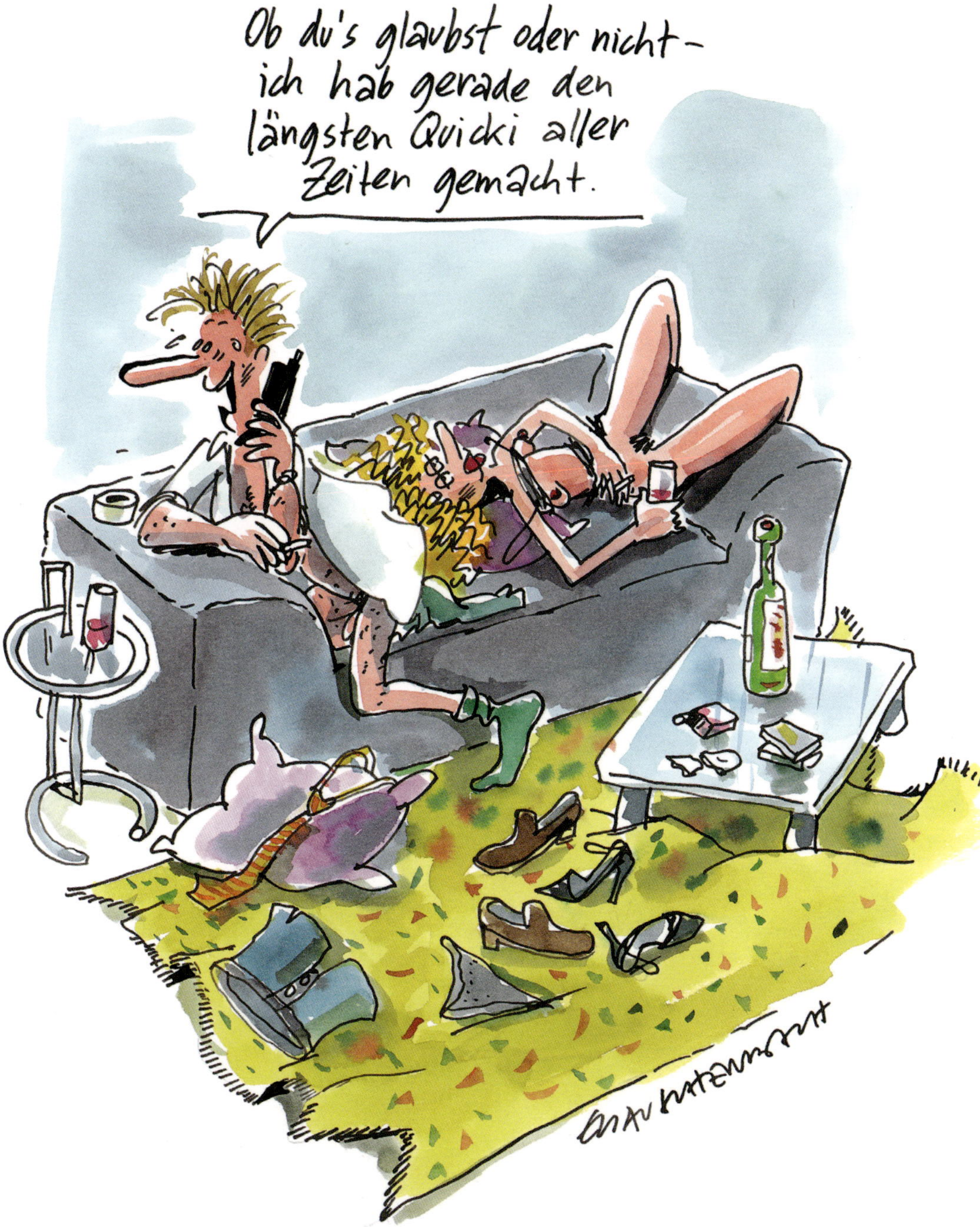

Ob du's glaubst oder nicht - ich hab gerade den längsten Quicki aller Zeiten gemacht.

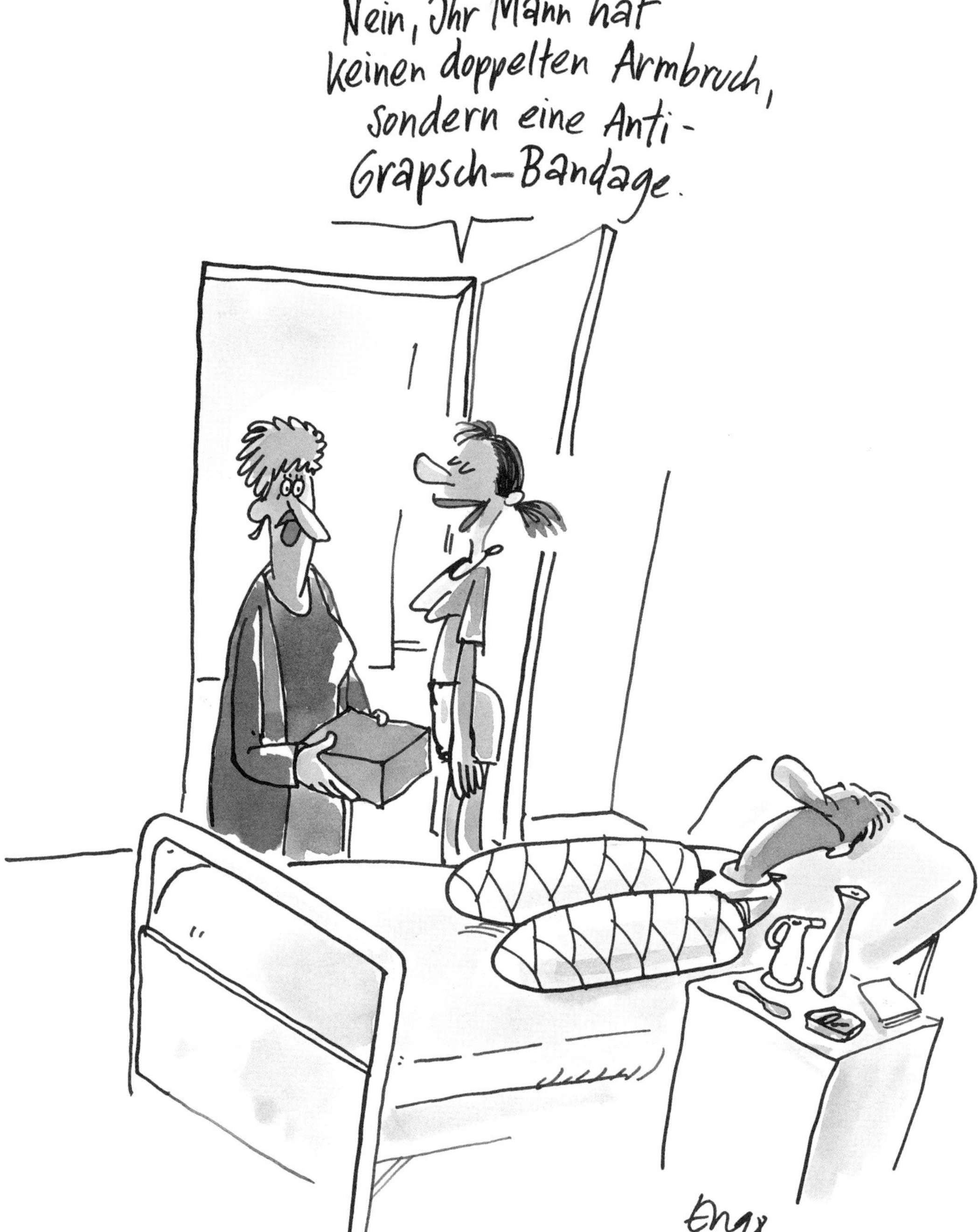
Nein, Ihr Mann hat keinen doppelten Armbruch, sondern eine Anti-Grapsch-Bandage.
Eng 98

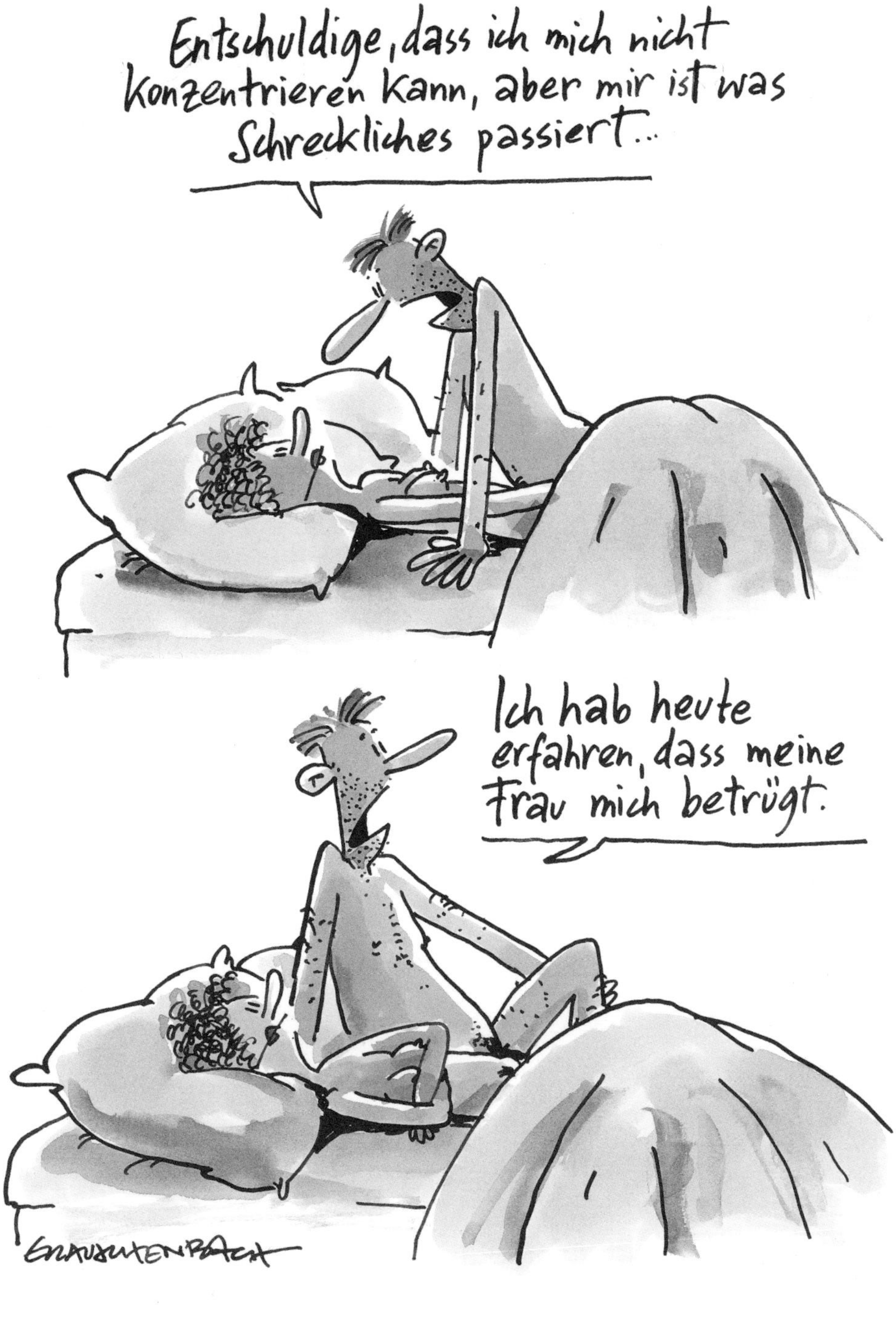
Entschuldige, dass ich mich nicht konzentrieren kann, aber mir ist was Schreckliches passiert...
Ich hab heute erfahren, dass meine Frau mich betrügt.

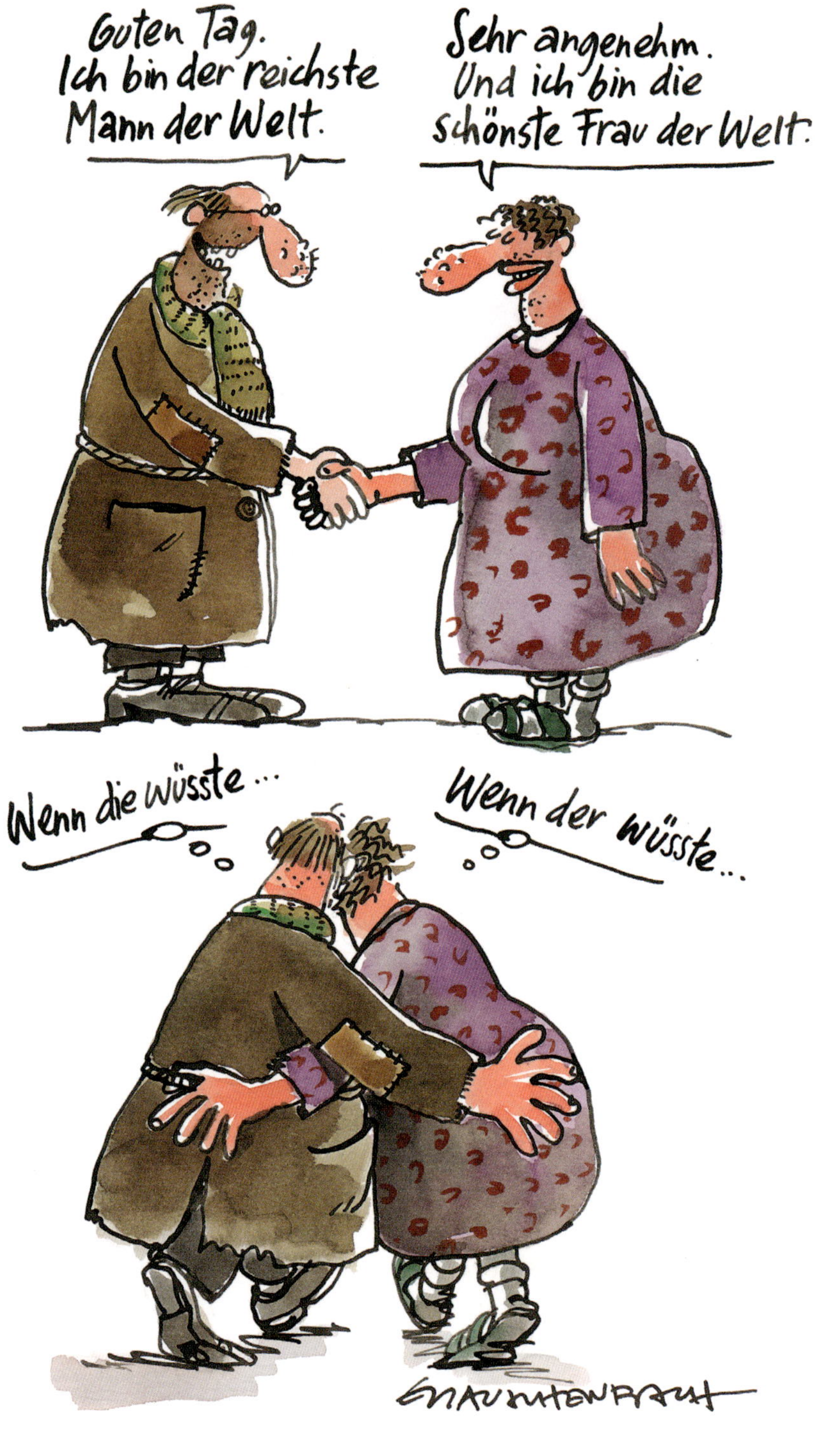
Guten Tag.
Ich bin der reichste Mann der Welt.
Sehr angenehm.
Und ich bin die schönste Frau der Welt.
Wenn die wüsste ...
Wenn der wüsste ...

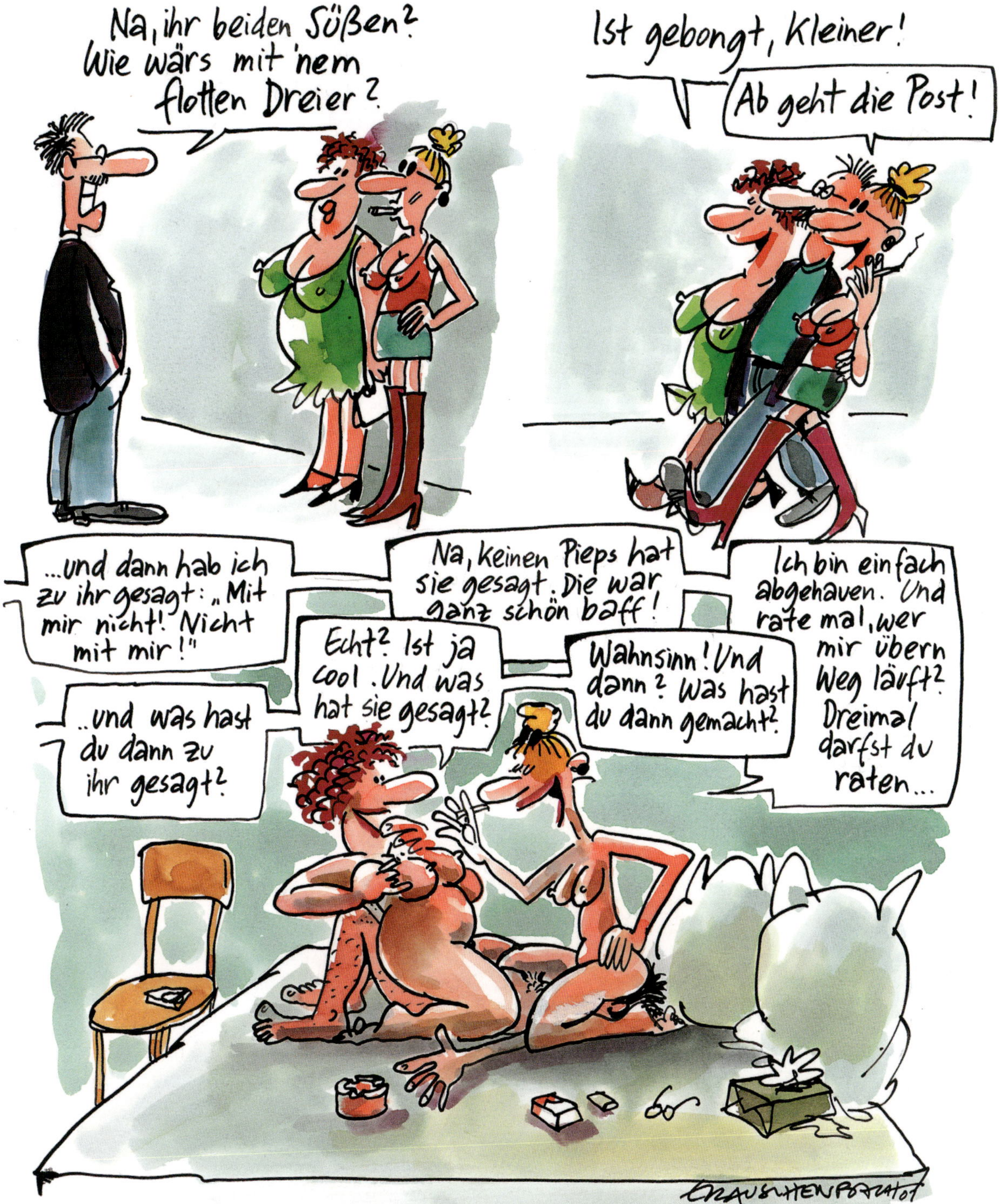

Na, ihr beiden Süßen? Wie wärs mit 'nem flotten Dreier?
Ist gebongt, Kleiner!
Ab geht die Post!
...und dann hab ich zu ihr gesagt: „Mit mir nicht! Nicht mit mir!"
Na, keinen Pieps hat sie gesagt. Die war ganz schön baff!
Ich bin einfach abgehauen. Und rate mal, wer mir übern Weg läuft? Dreimal darfst du raten...
..und was hast du dann zu ihr gesagt?
Echt? Ist ja cool. Und was hat sie gesagt?
Wahnsinn! Und dann? Was hast du dann gemacht?

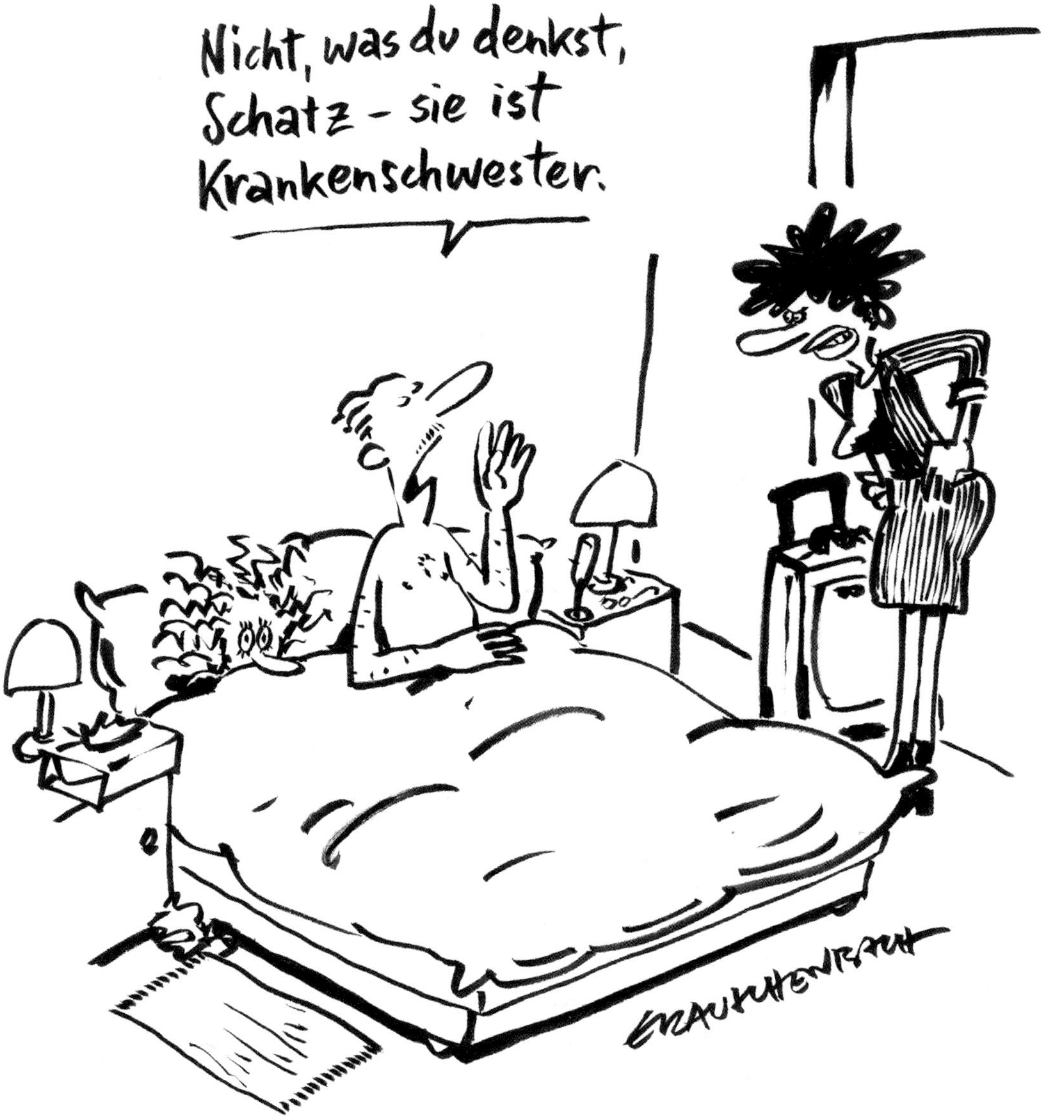
Nicht, was du denkst, Schatz – sie ist Krankenschwester.

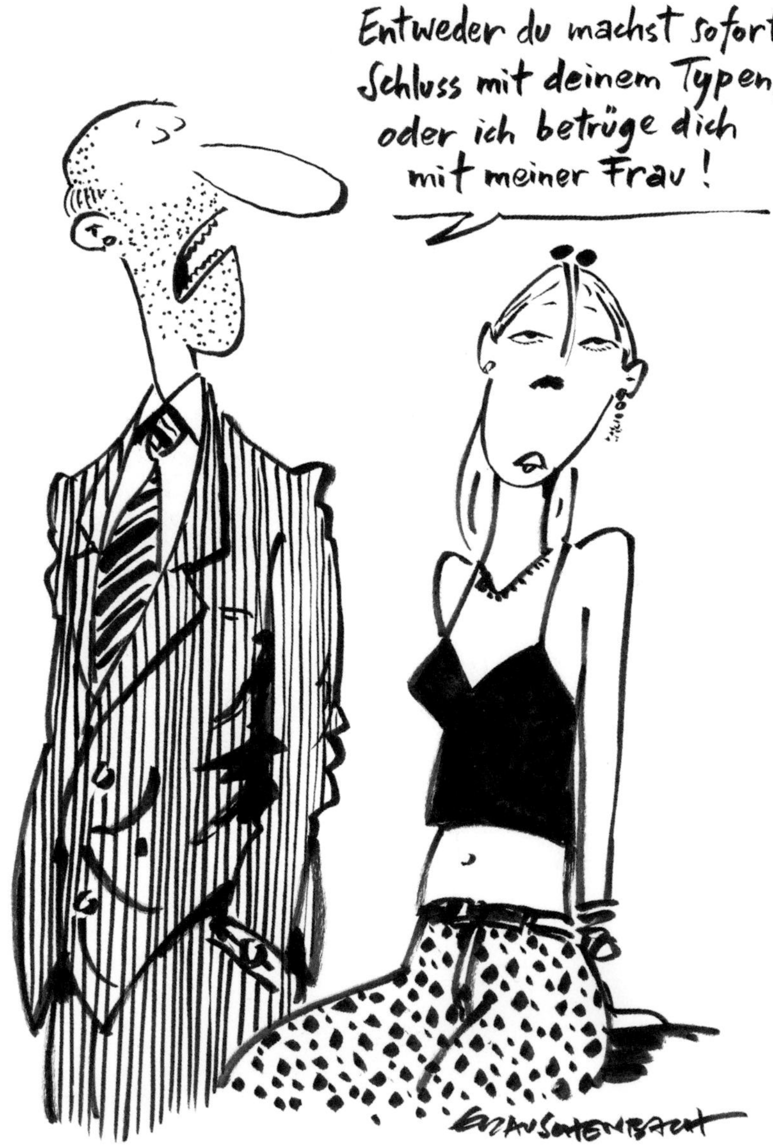
Entweder du machst sofort Schluss mit deinem Typen, oder ich betrüge dich mit meiner Frau!
GRAUSCHENBACH

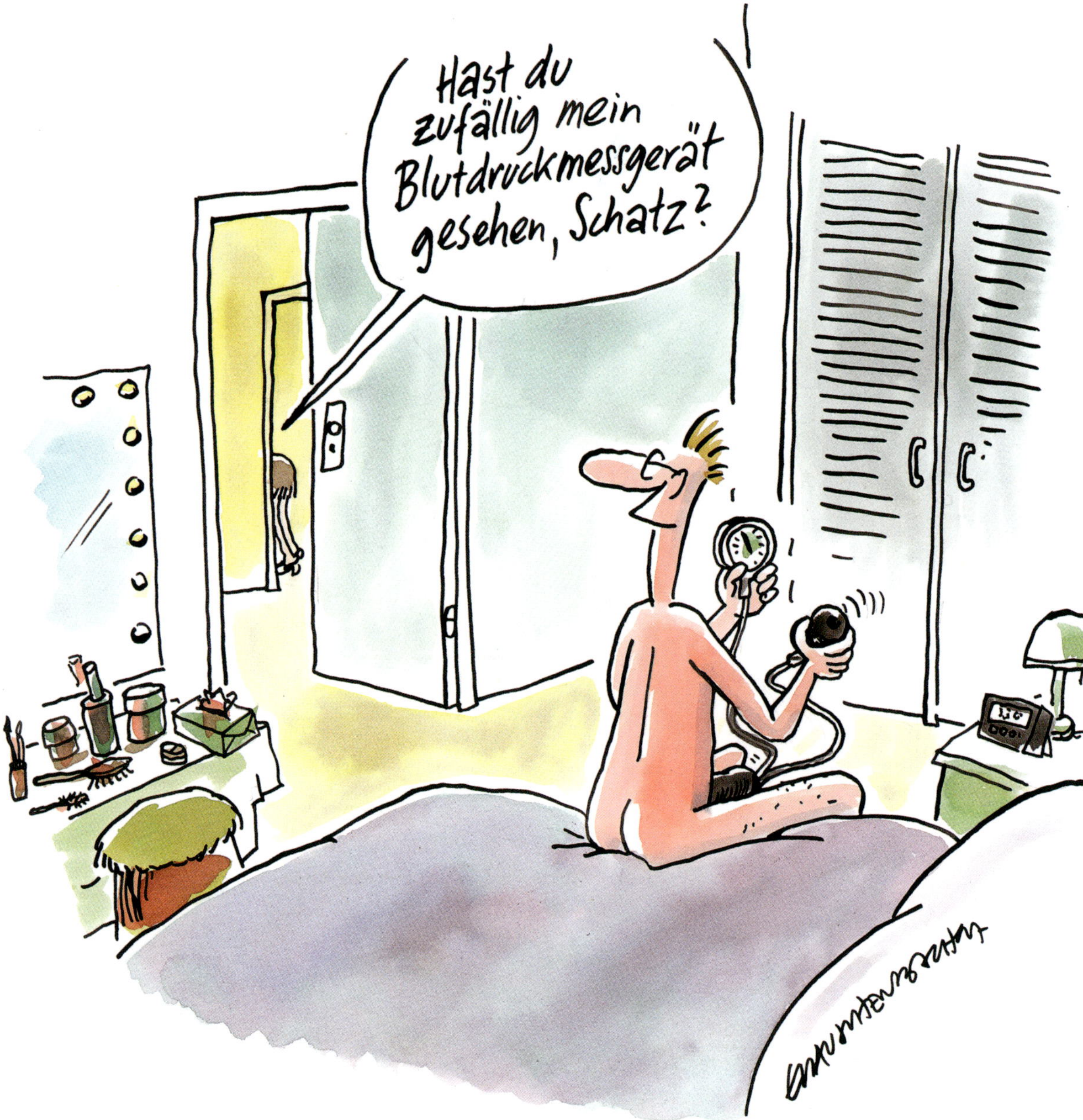
Hast du zufällig mein Blutdruckmessgerät gesehen, Schatz?

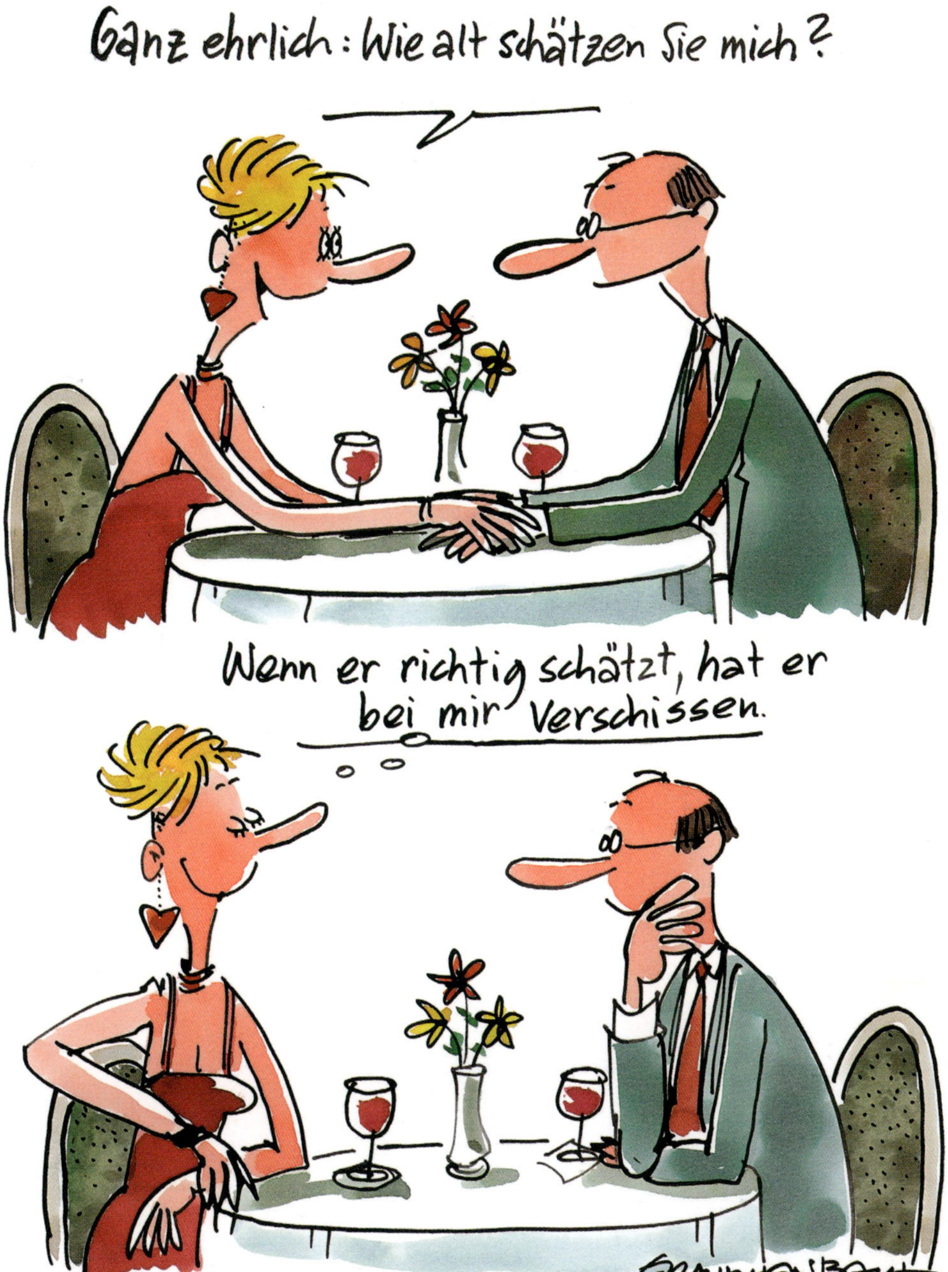
Ganz ehrlich: Wie alt schätzen Sie mich?
Wenn er richtig schätzt, hat er bei mir verschissen.

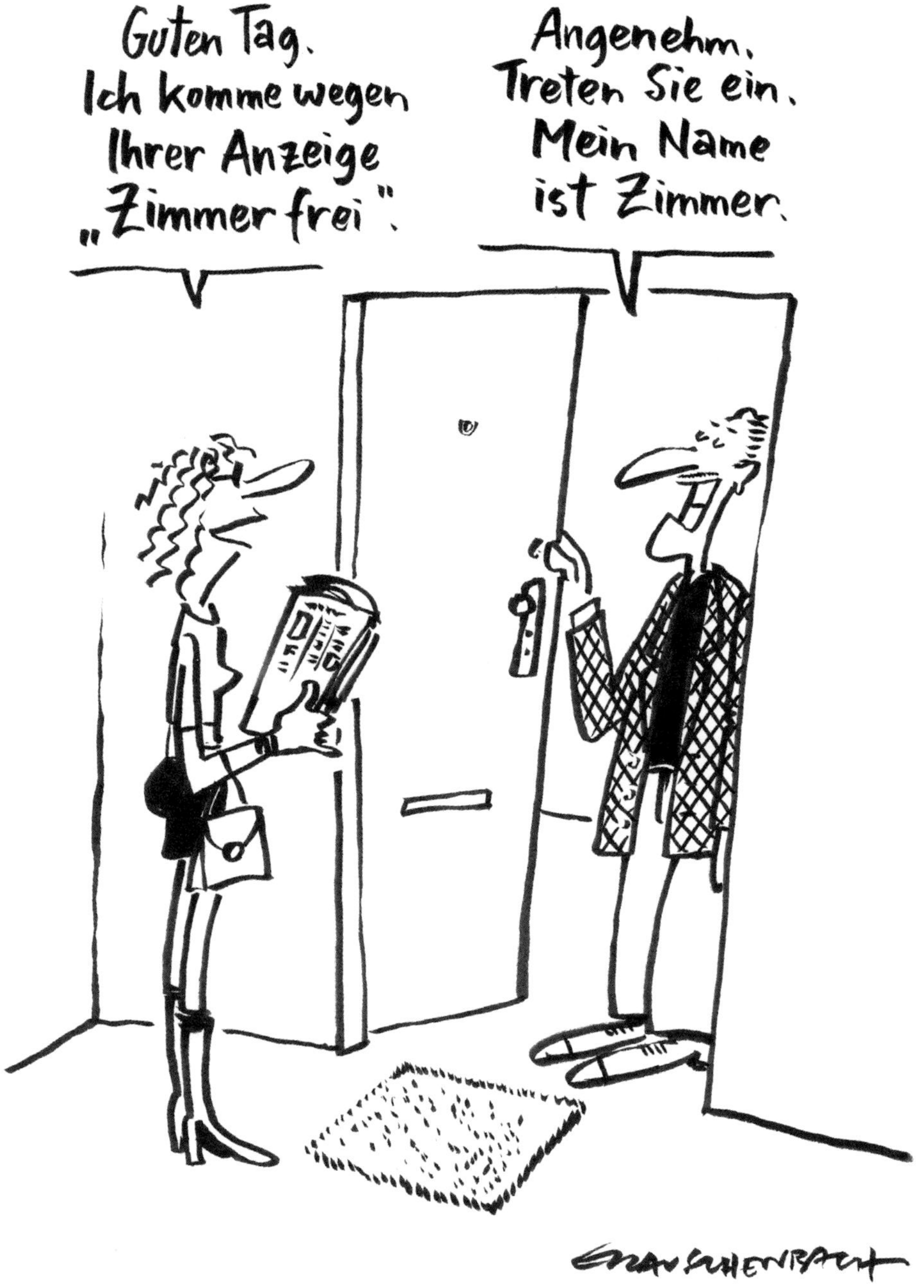
Guten Tag. Ich komme wegen Ihrer Anzeige „Zimmer frei".
Angenehm. Treten Sie ein. Mein Name ist Zimmer.
GRAUSCHENBACH

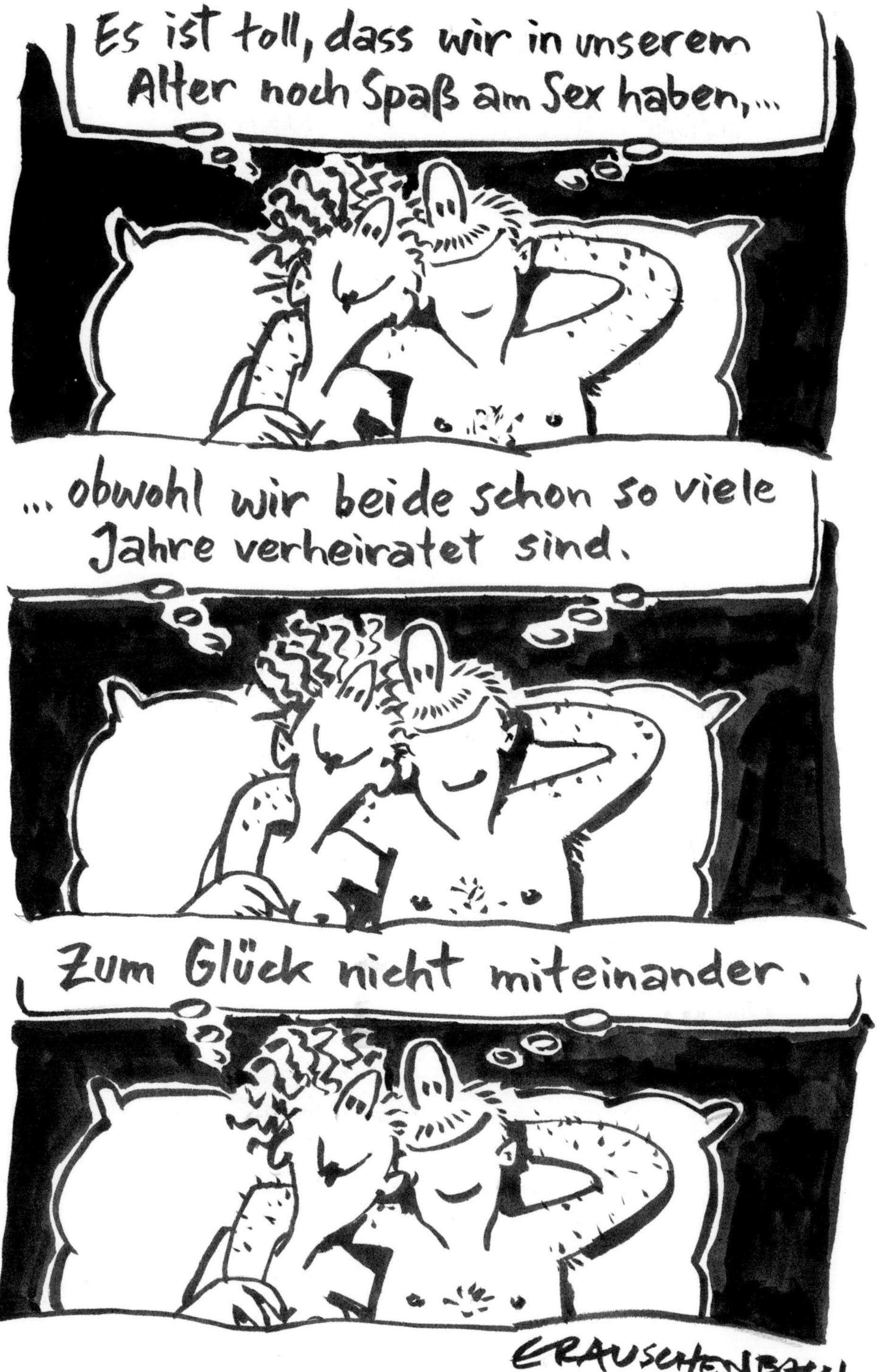
Es ist toll, dass wir in unserem Alter noch Spaß am Sex haben, ...
... obwohl wir beide schon so viele Jahre verheiratet sind.
Zum Glück nicht miteinander.
ERAUSCHENBACH

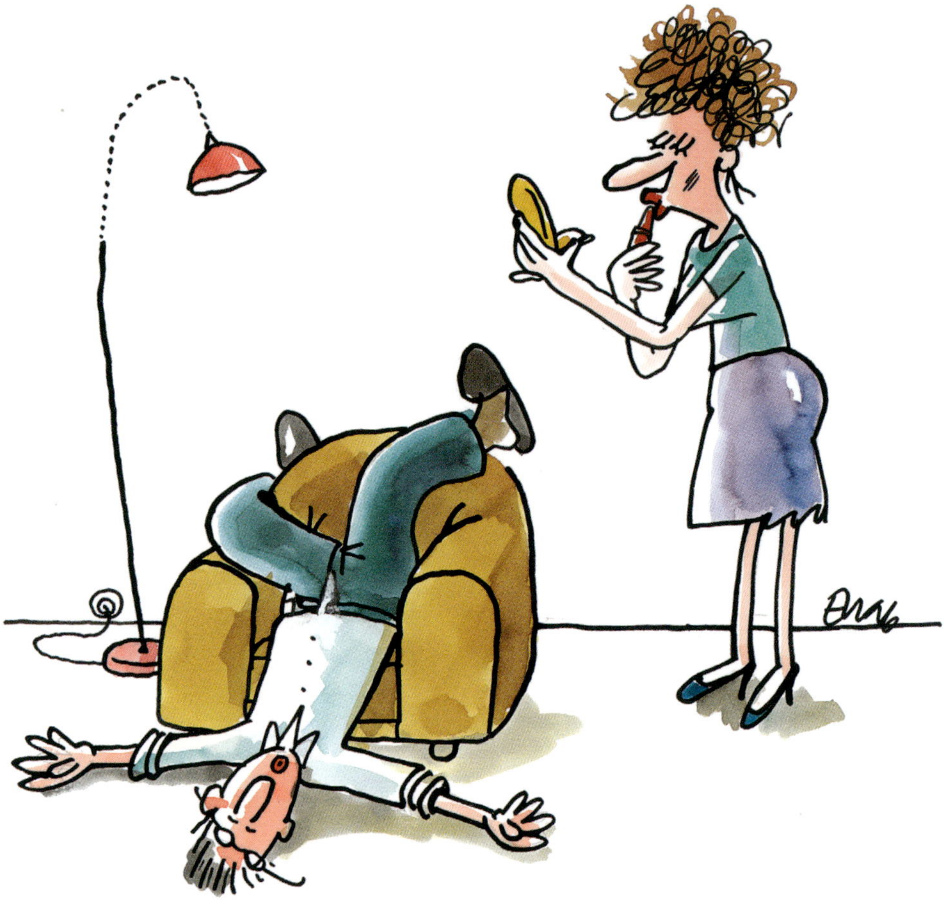


Von Zeit zu Zeit fiel Kurt gekonnt in Ohnmacht. Dann wusste Claudia, dass er darauf wartete, von ihr wach geküsst zu werden.

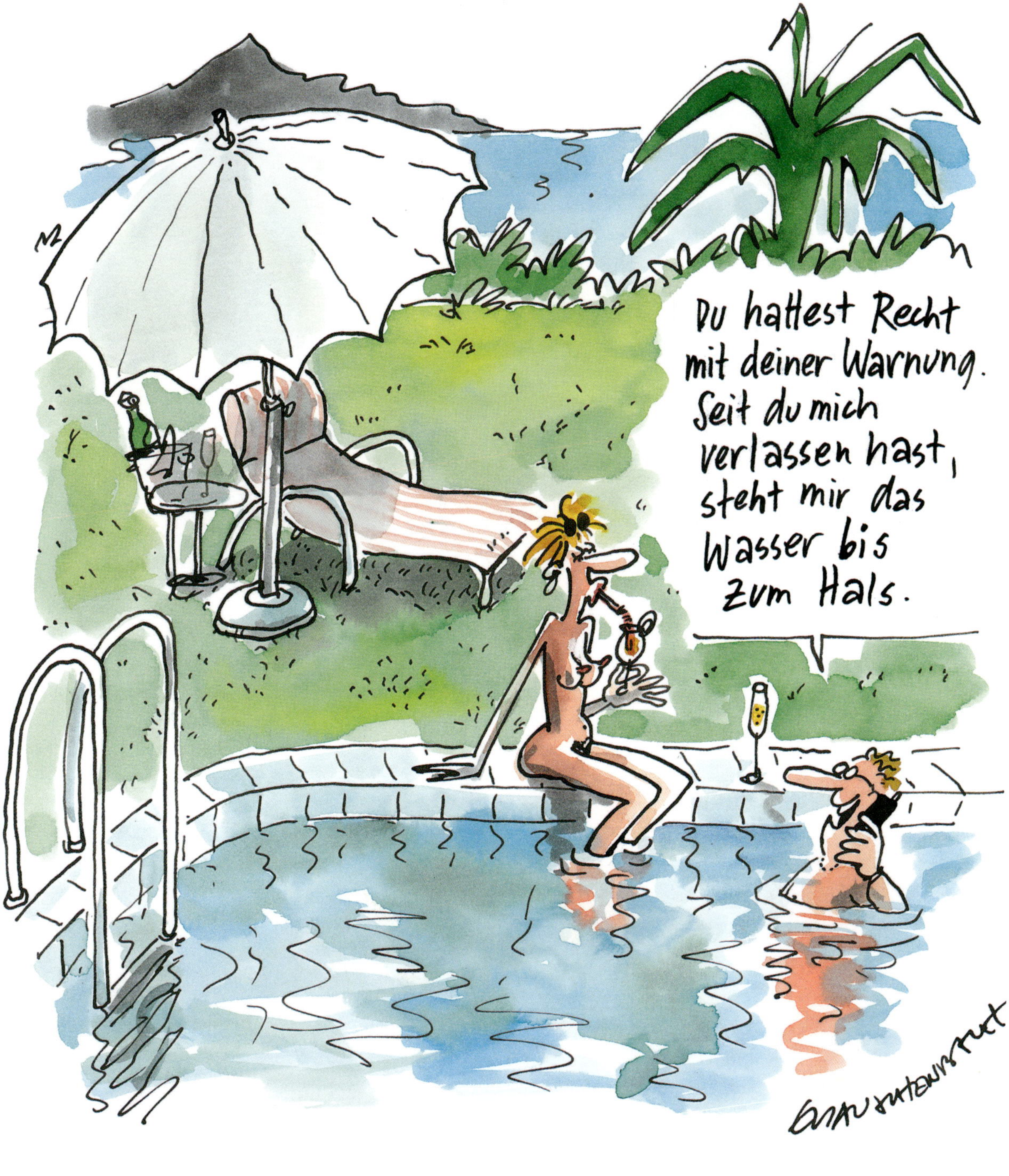
Du hattest Recht mit deiner Warnung. Seit du mich verlassen hast, steht mir das Wasser bis zum Hals.

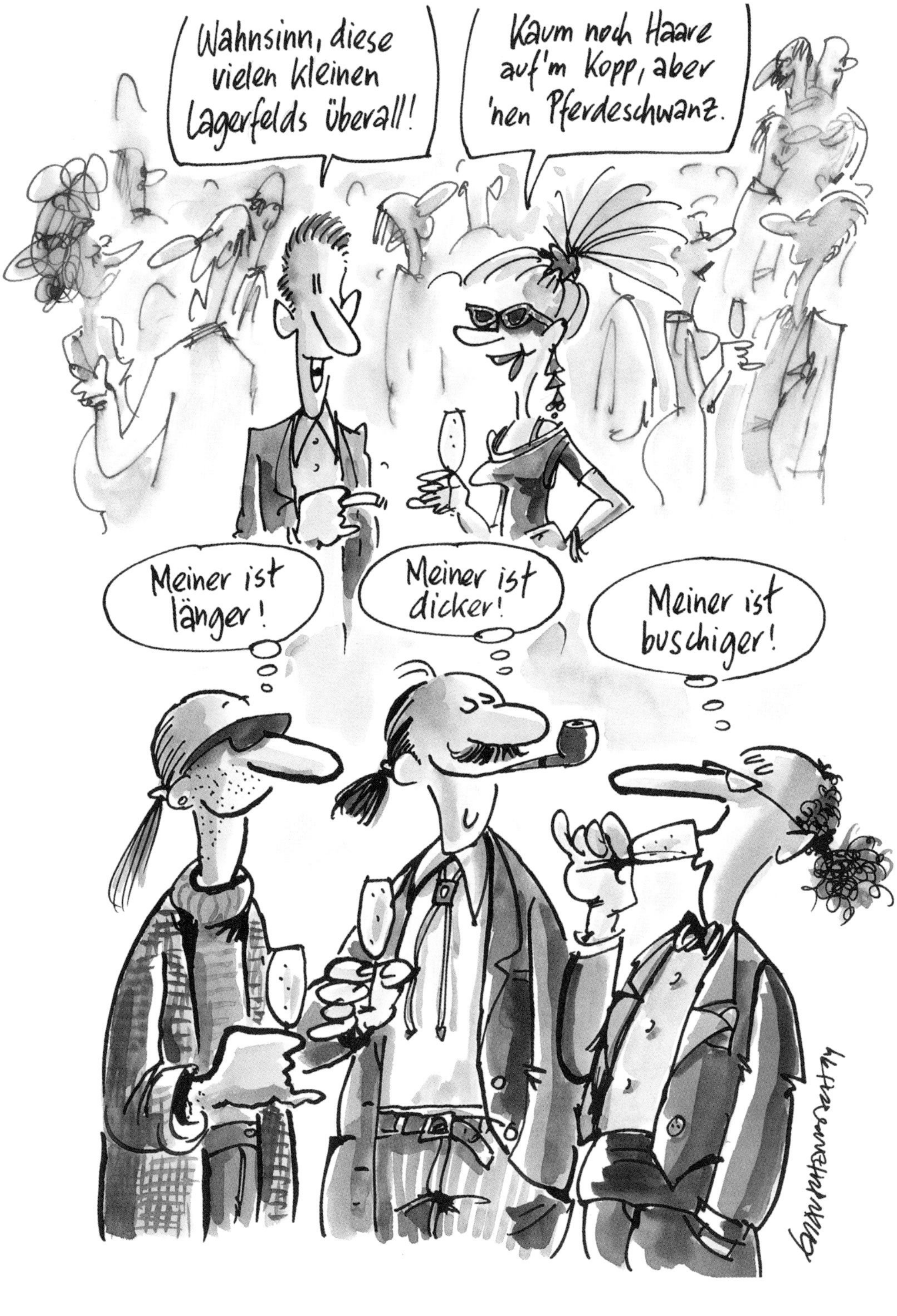
Wahnsinn, diese vielen kleinen Lagerfelds überall!
Kaum noch Haare auf'm Kopp, aber 'nen Pferdeschwanz.
Meiner ist länger!
Meiner ist dicker!
Meiner ist buschiger!

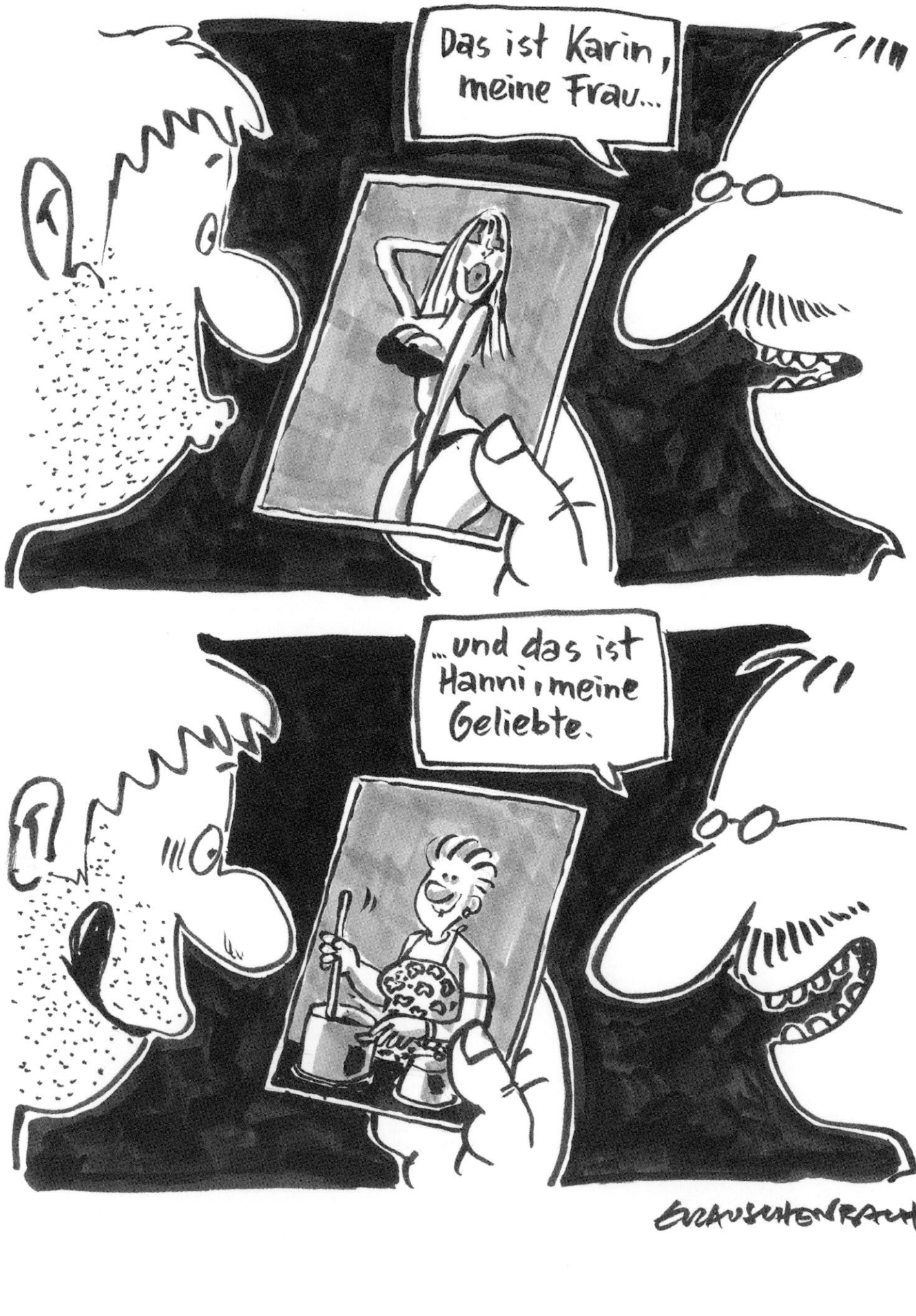
Das ist Karin, meine Frau...
...und das ist Hanni, meine Geliebte.

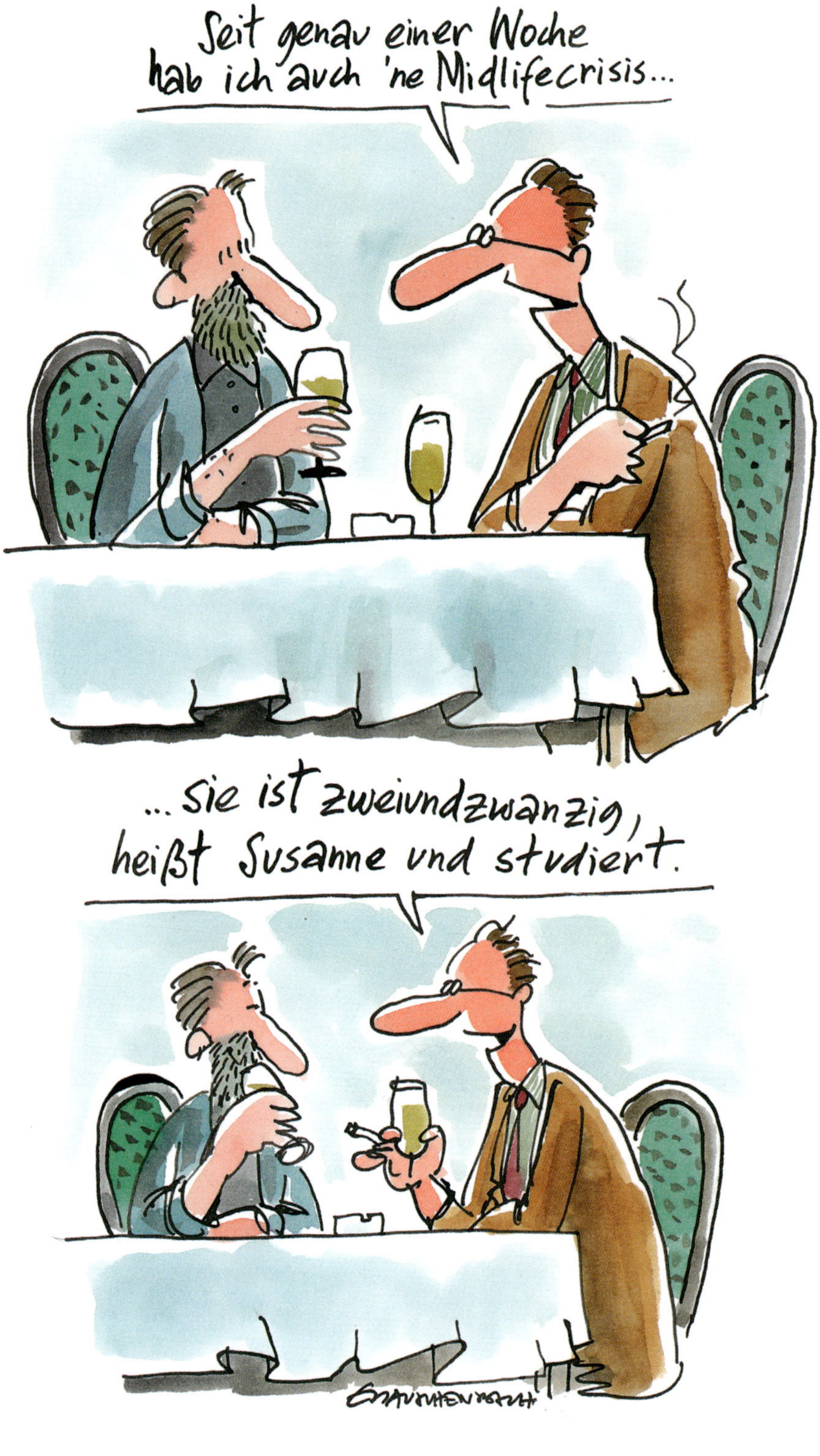
Seit genau einer Woche hab ich auch 'ne Midlifecrisis...
... sie ist zweiundzwanzig, heißt Susanne und studiert.

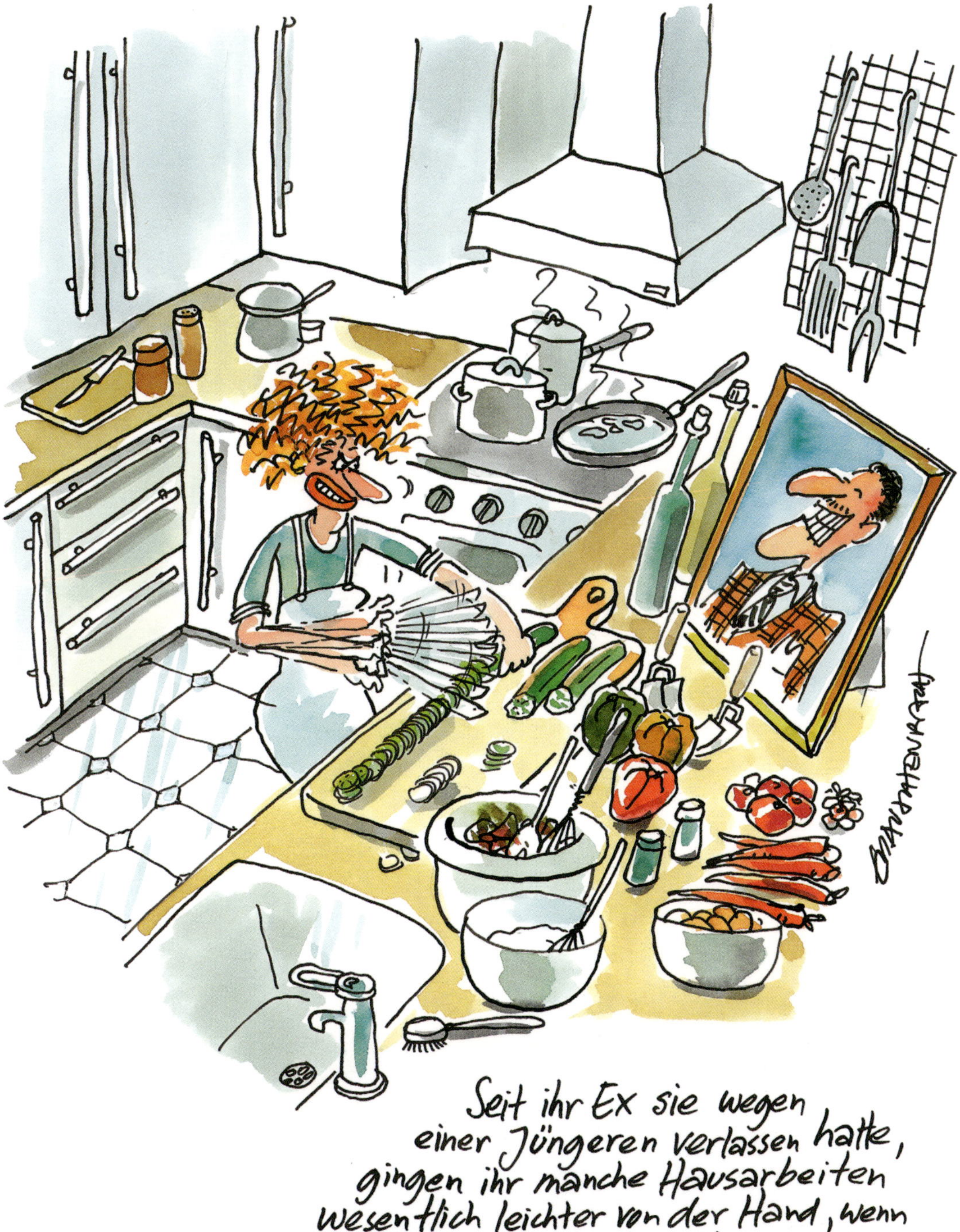

Seit ihr Ex sie wegen einer Jüngeren verlassen hatte, gingen ihr manche Hausarbeiten wesentlich leichter von der Hand, wenn sie dabei intensiv an ihn dachte.

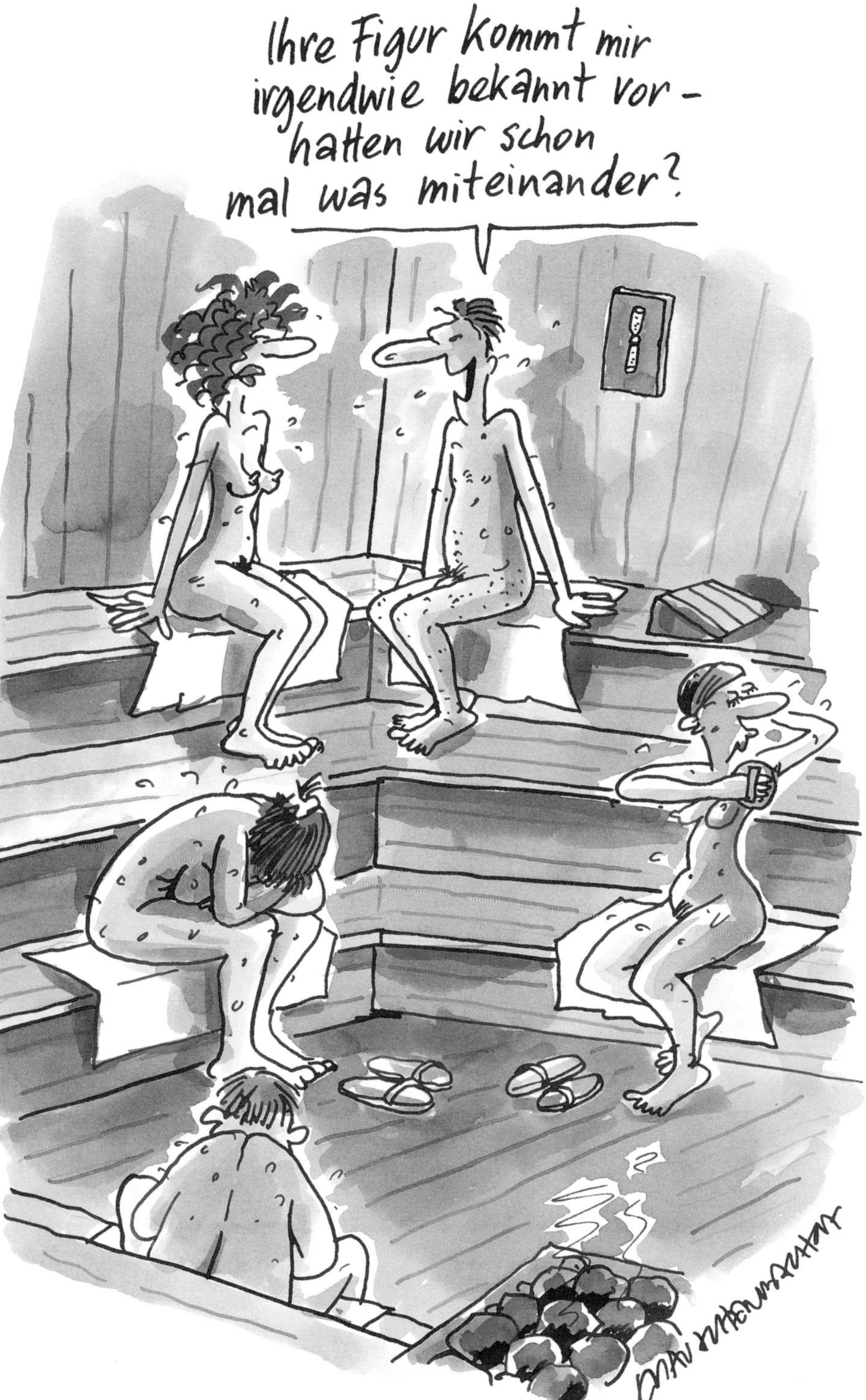
Ihre Figur kommt mir irgendwie bekannt vor – hatten wir schon mal was miteinander?

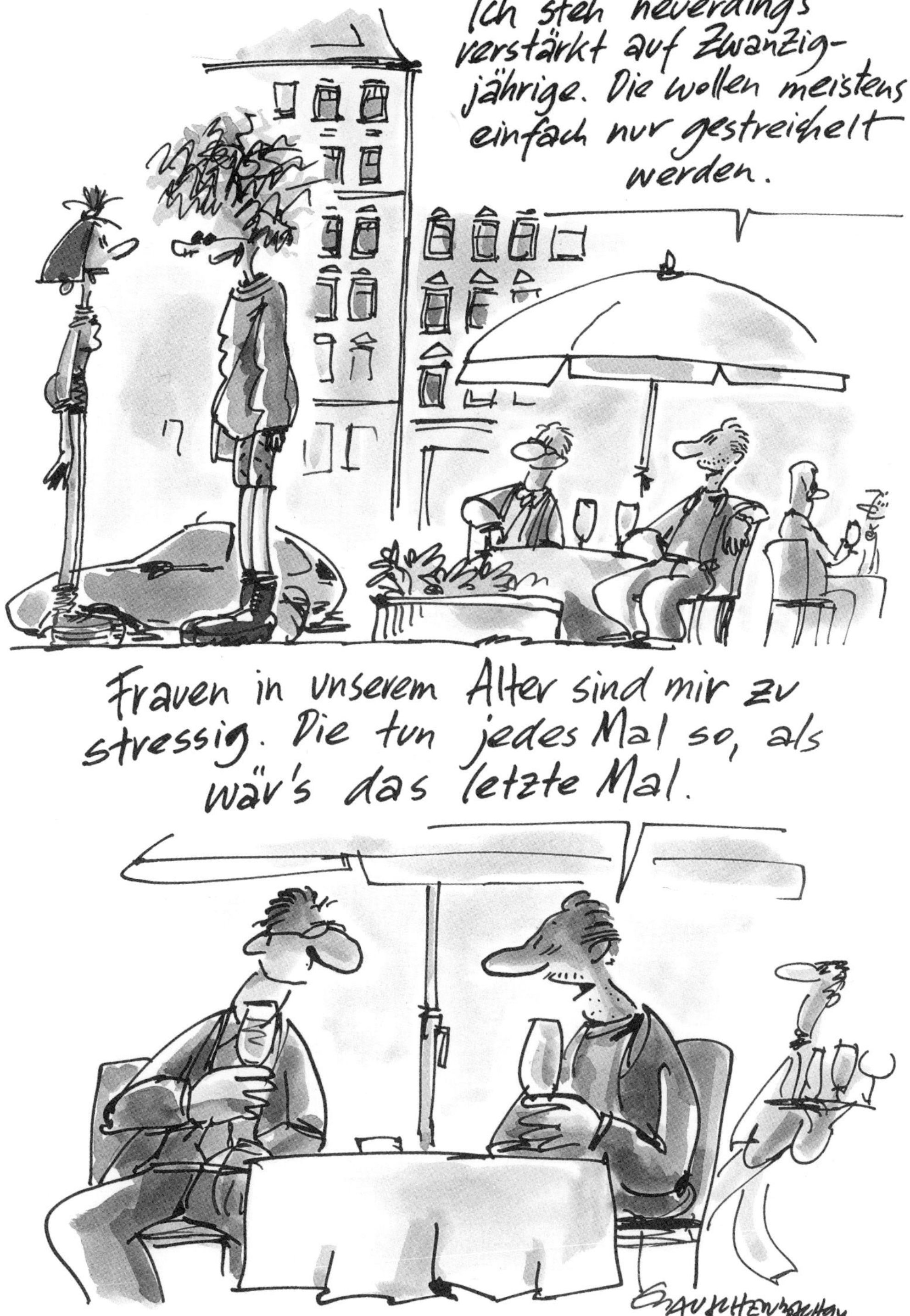
Ich steh neuerdings verstärkt auf Zwanzigjährige. Die wollen meistens einfach nur gestreichelt werden.
Frauen in unserem Alter sind mir zu stressig. Die tun jedes Mal so, als wär's das letzte Mal.

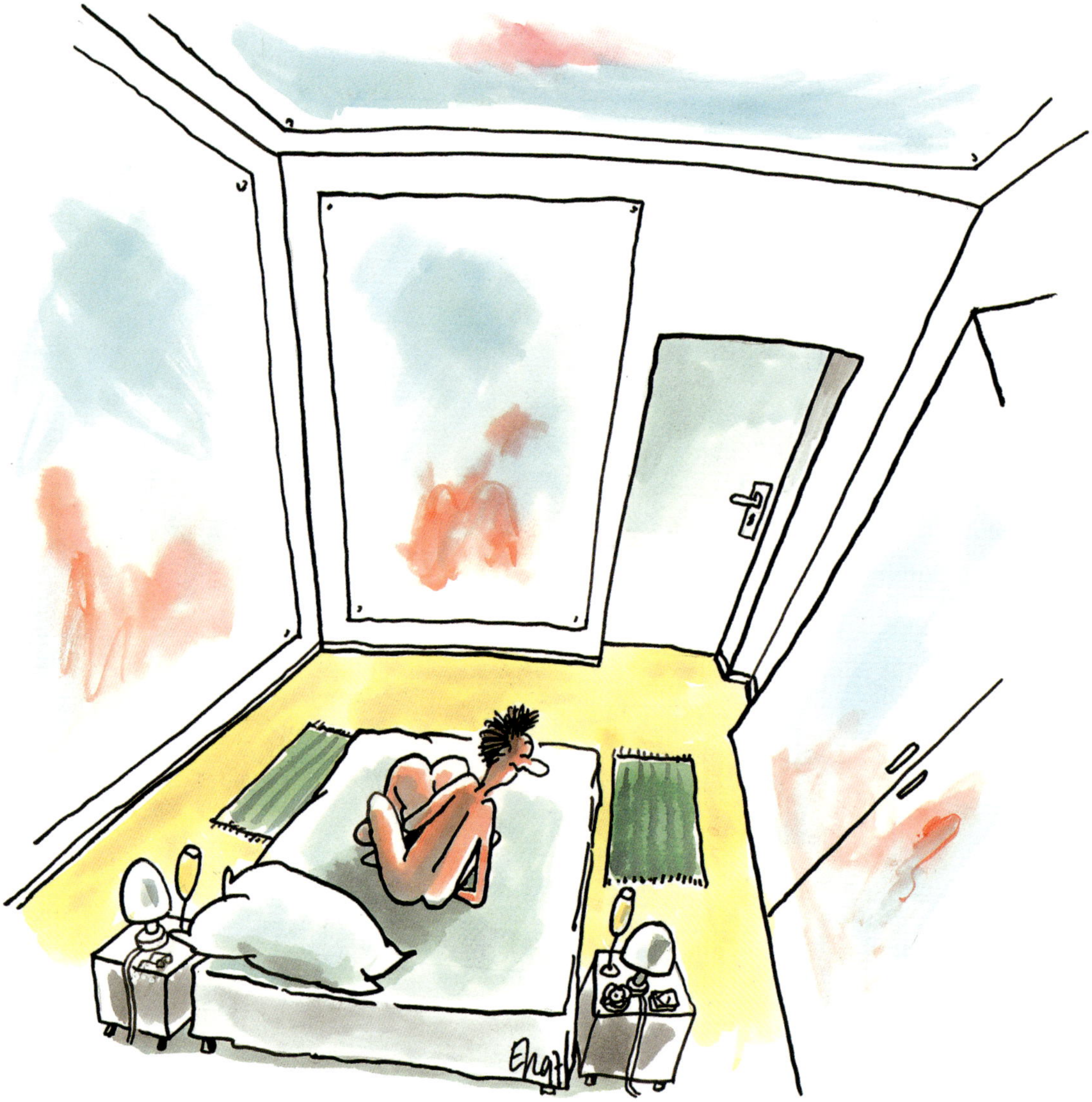


Als er endlich die Frau gefunden hatte, die ihm seinen Lieblingswunsch nach einem total verspiegelten Schlafzimmer erfüllte, war er mittlerweile so extrem kurzsichtig, dass er ohne Brille nix mehr davon hatte.

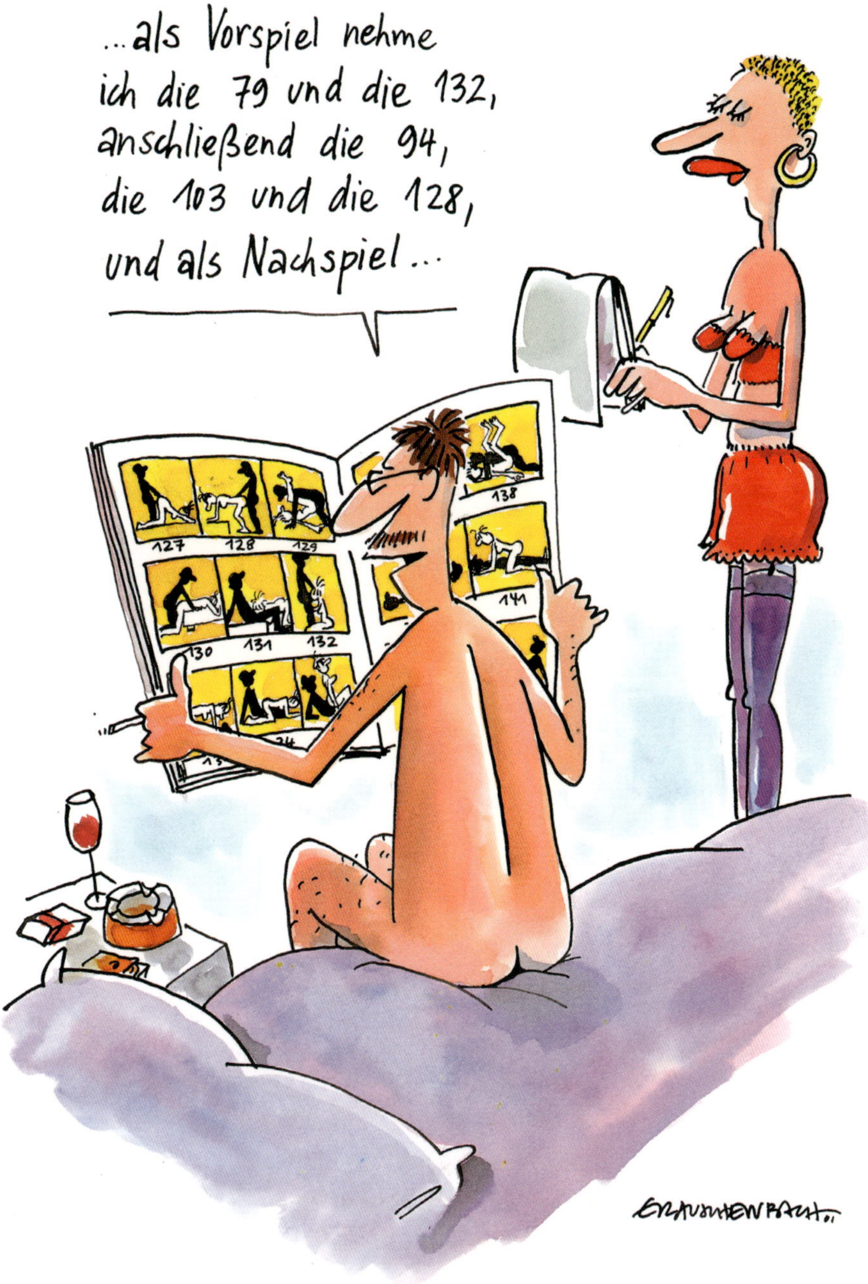
...als Vorspiel nehme ich die 79 und die 132, anschließend die 94, die 103 und die 128, und als Nachspiel ...

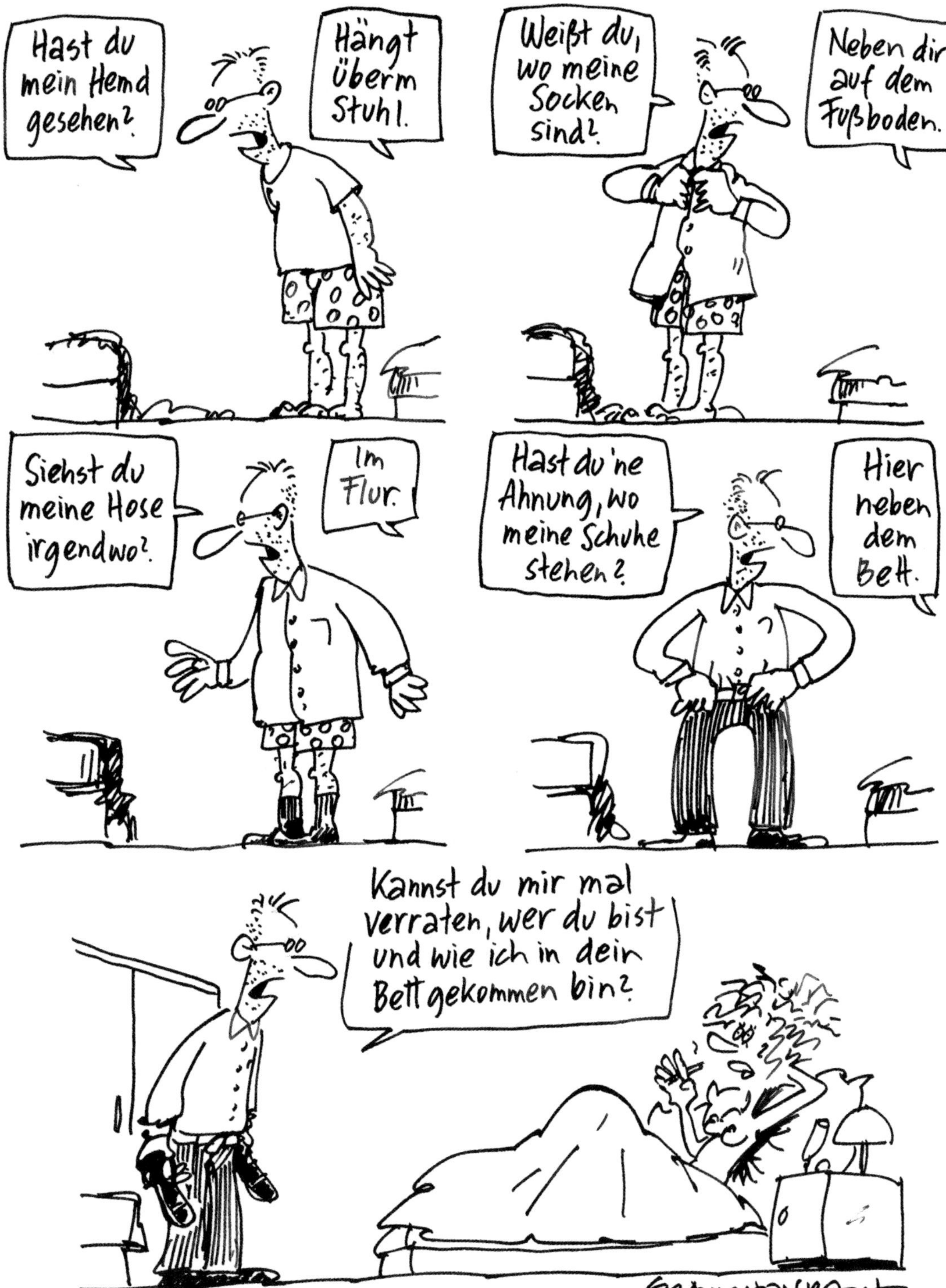
Hast du mein Hemd gesehen?
Hängt überm Stuhl.
Weißt du, wo meine Socken sind?
Neben dir auf dem Fußboden.
Siehst du meine Hose irgendwo?
Im Flur.
Hast du 'ne Ahnung, wo meine Schuhe stehen?
Hier neben dem Bett.
Kannst du mir mal verraten, wer du bist und wie ich in dein Bett gekommen bin?

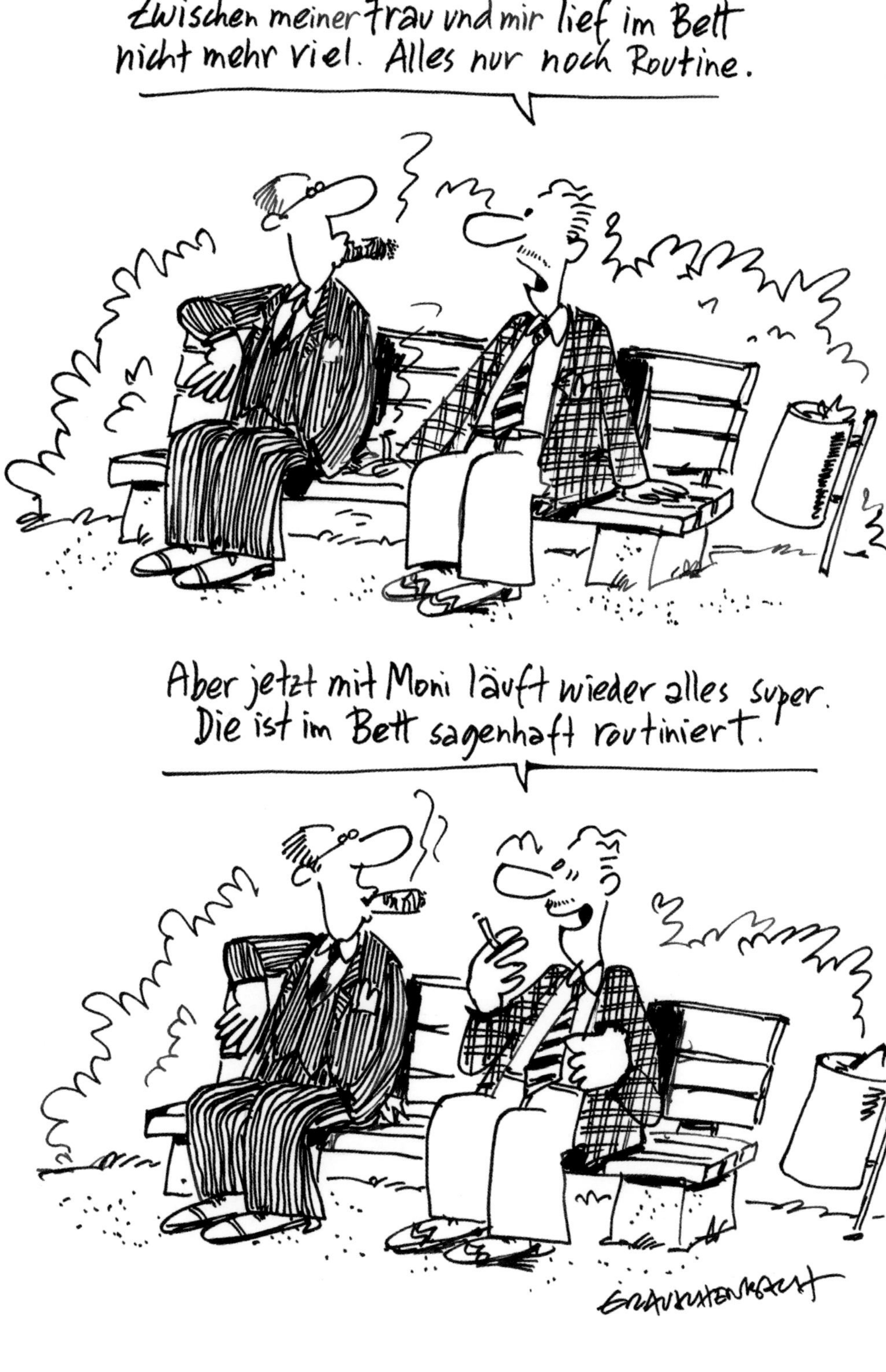
Zwischen meiner Frau und mir lief im Bett nicht mehr viel. Alles nur noch Routine.
Aber jetzt mit Moni läuft wieder alles super. Die ist im Bett sagenhaft routiniert.

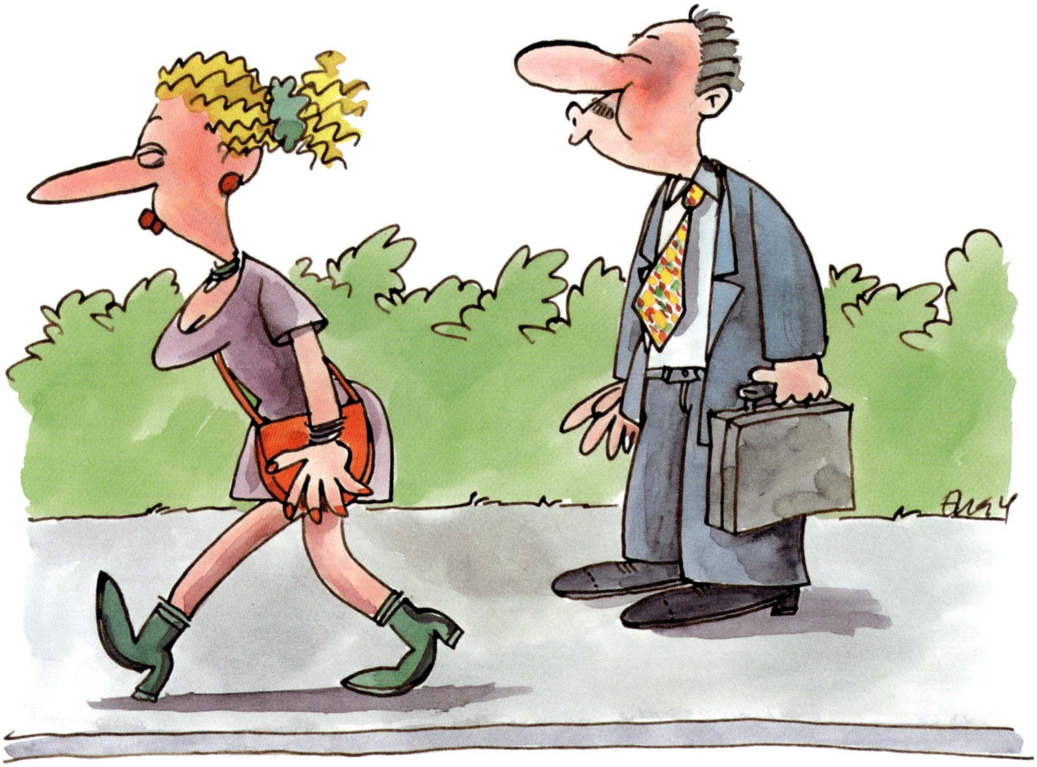

Seit Monaten ging Hedwig Morgen für Morgen auf dem Weg ins Büro an Günther vorbei, dem absoluten Mann ihrer Träume, den sie wegen ihrer Kurzsichtigkeit und der strikten Weigerung, ihre Brille in der Öffentlichkeit zu tragen, jedoch nicht erkannte. Günther hingegen war nicht in der Lage, sich bemerkbar zu machen, weil er wegen seiner neuen Zähne nicht pfeifen konnte.

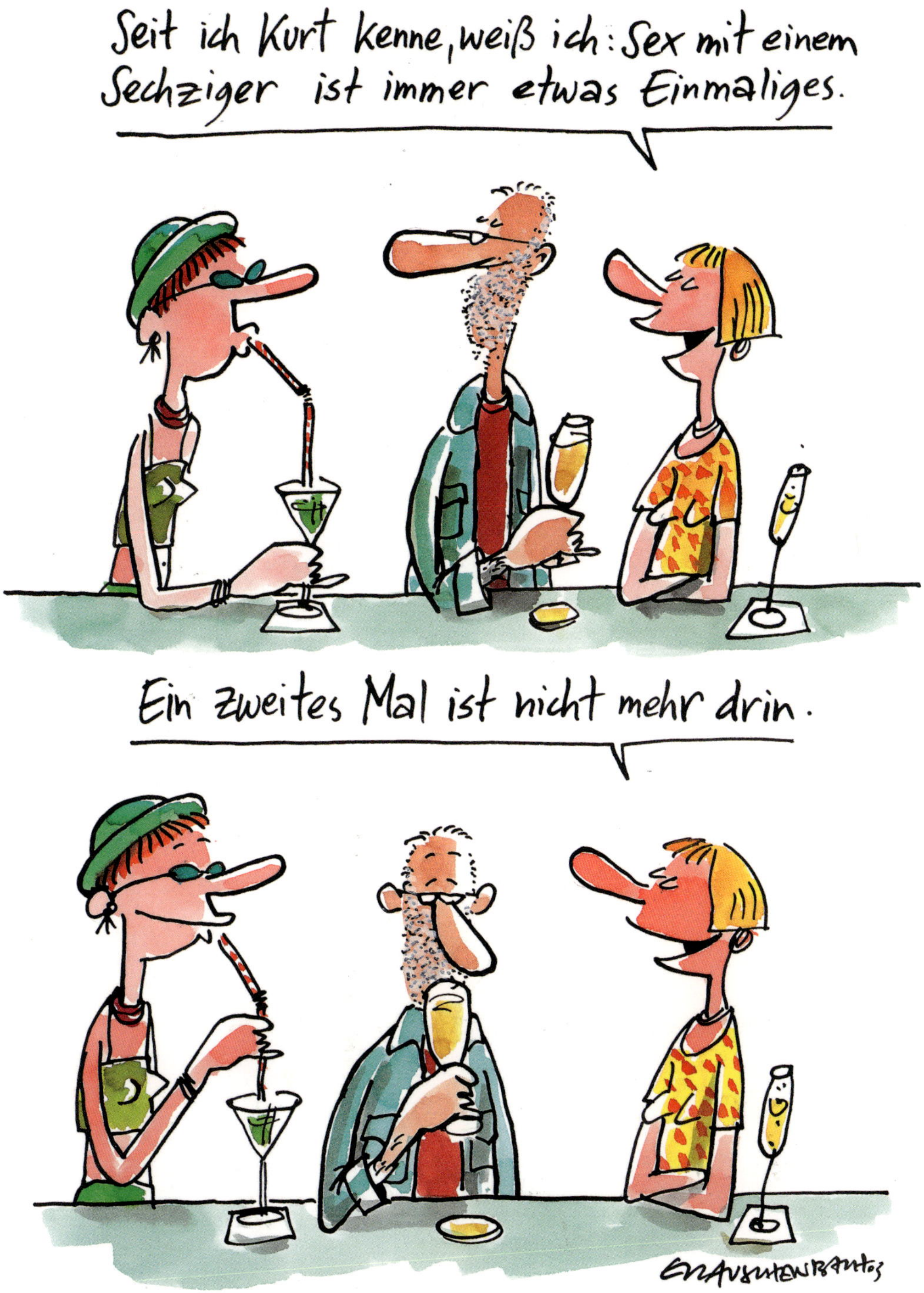
Seit ich Kurt kenne, weiß ich: Sex mit einem Sechziger ist immer etwas Einmaliges.
Ein zweites Mal ist nicht mehr drin.

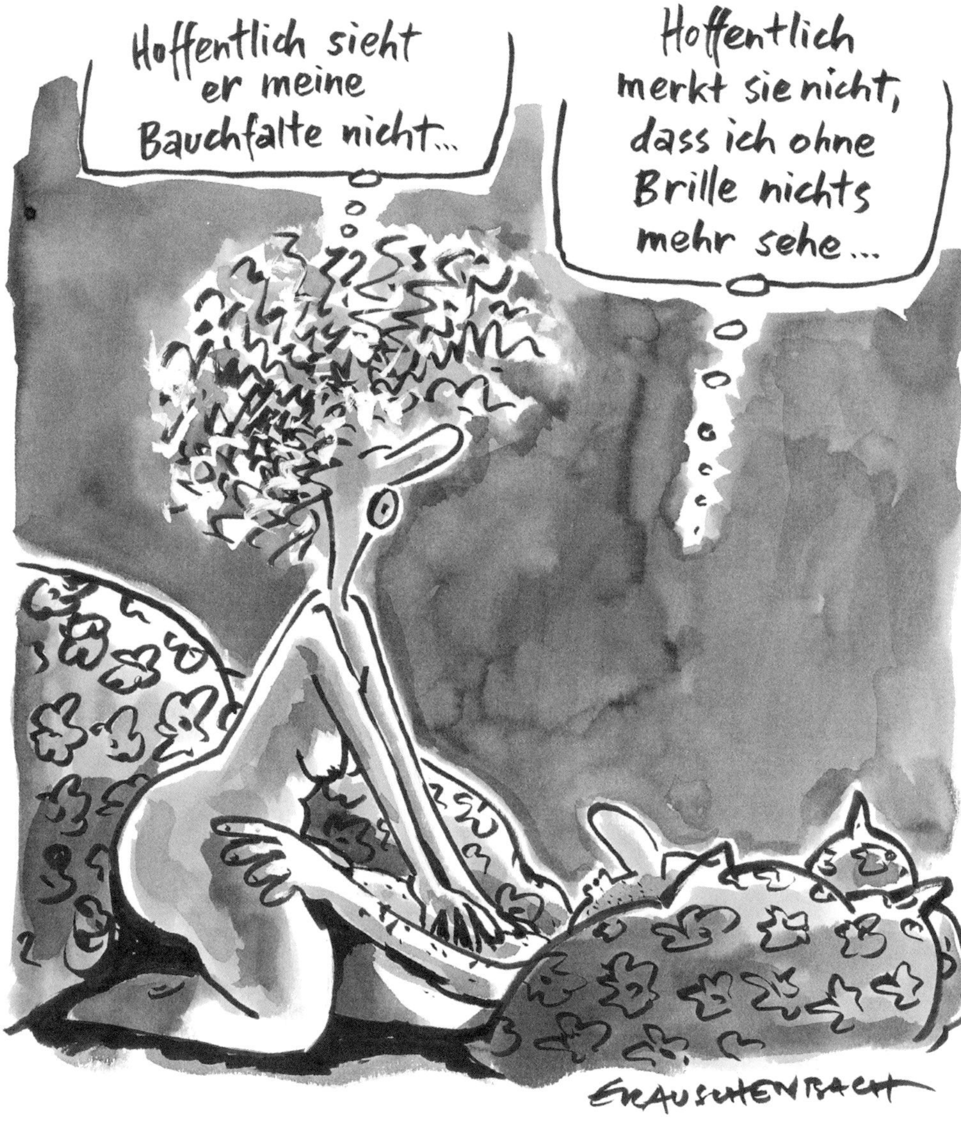
Hoffentlich sieht er meine Bauchfalte nicht...
Hoffentlich merkt sie nicht, dass ich ohne Brille nichts mehr sehe...
E.RAUSCHENBACH

# DICHTERLIEBE...

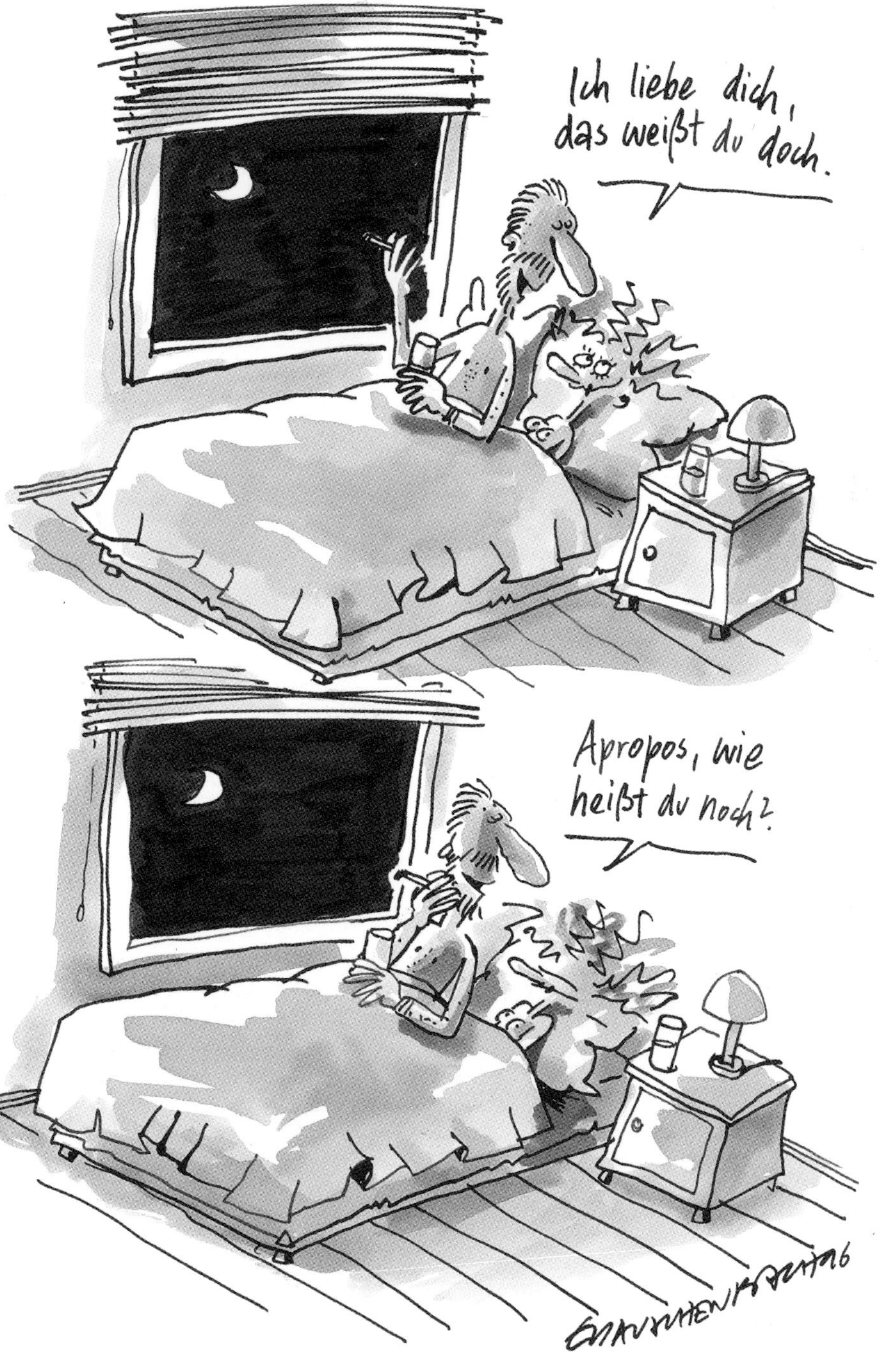
Ich liebe dich, das weißt du doch.
Apropos, wie heißt du noch?

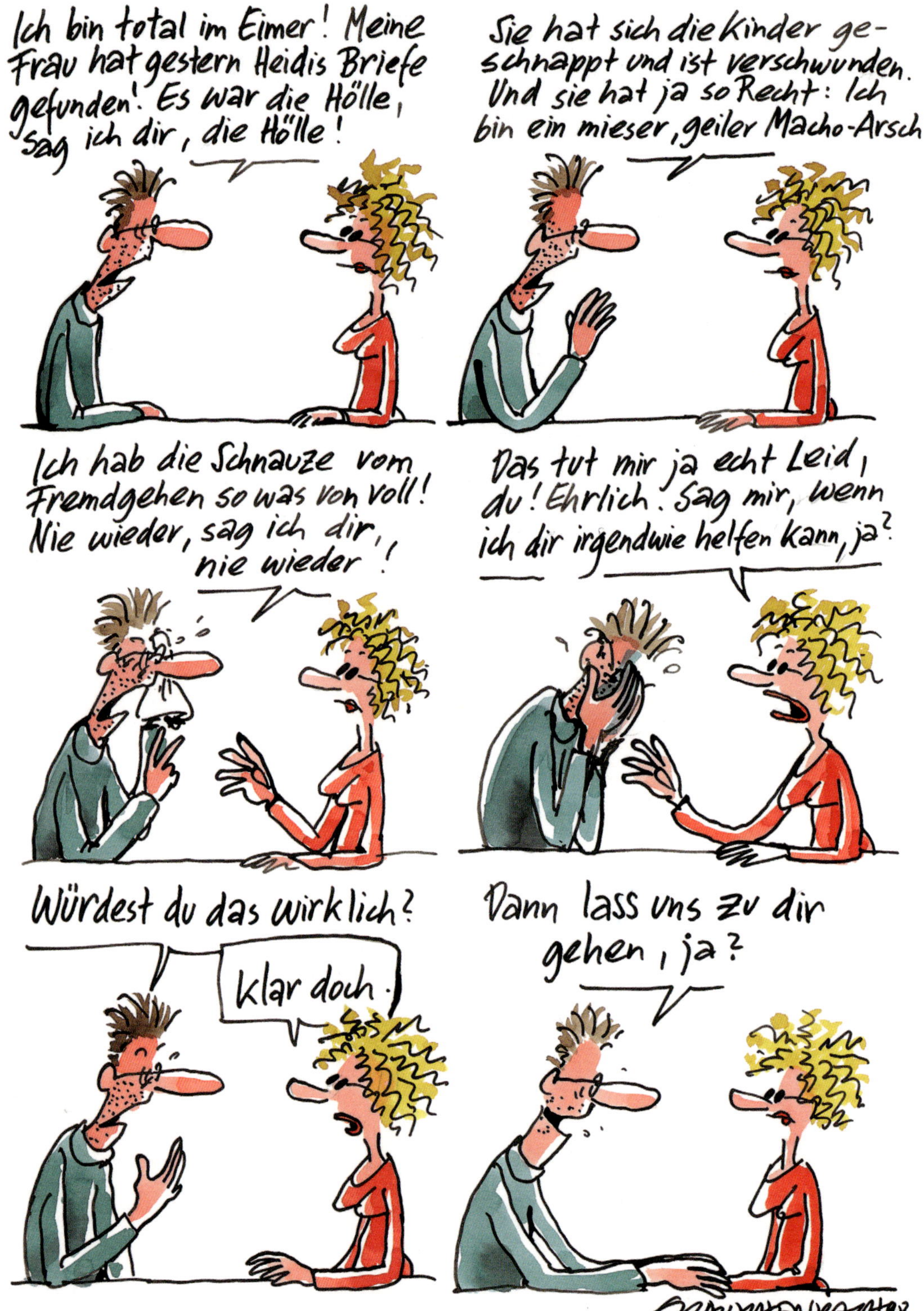

Ich bin total im Eimer! Meine Frau hat gestern Heidis Briefe gefunden! Es war die Hölle, sag ich dir, die Hölle!
Sie hat sich die Kinder geschnappt und ist verschwunden. Und sie hat ja so Recht: Ich bin ein mieser, geiler Macho-Arsch!
Ich hab die Schnauze vom Fremdgehen so was von voll! Nie wieder, sag ich dir, nie wieder!
Das tut mir ja echt Leid, du! Ehrlich! Sag mir, wenn ich dir irgendwie helfen kann, ja?
Würdest du das wirklich?
Klar doch.
Dann lass uns zu dir gehen, ja?

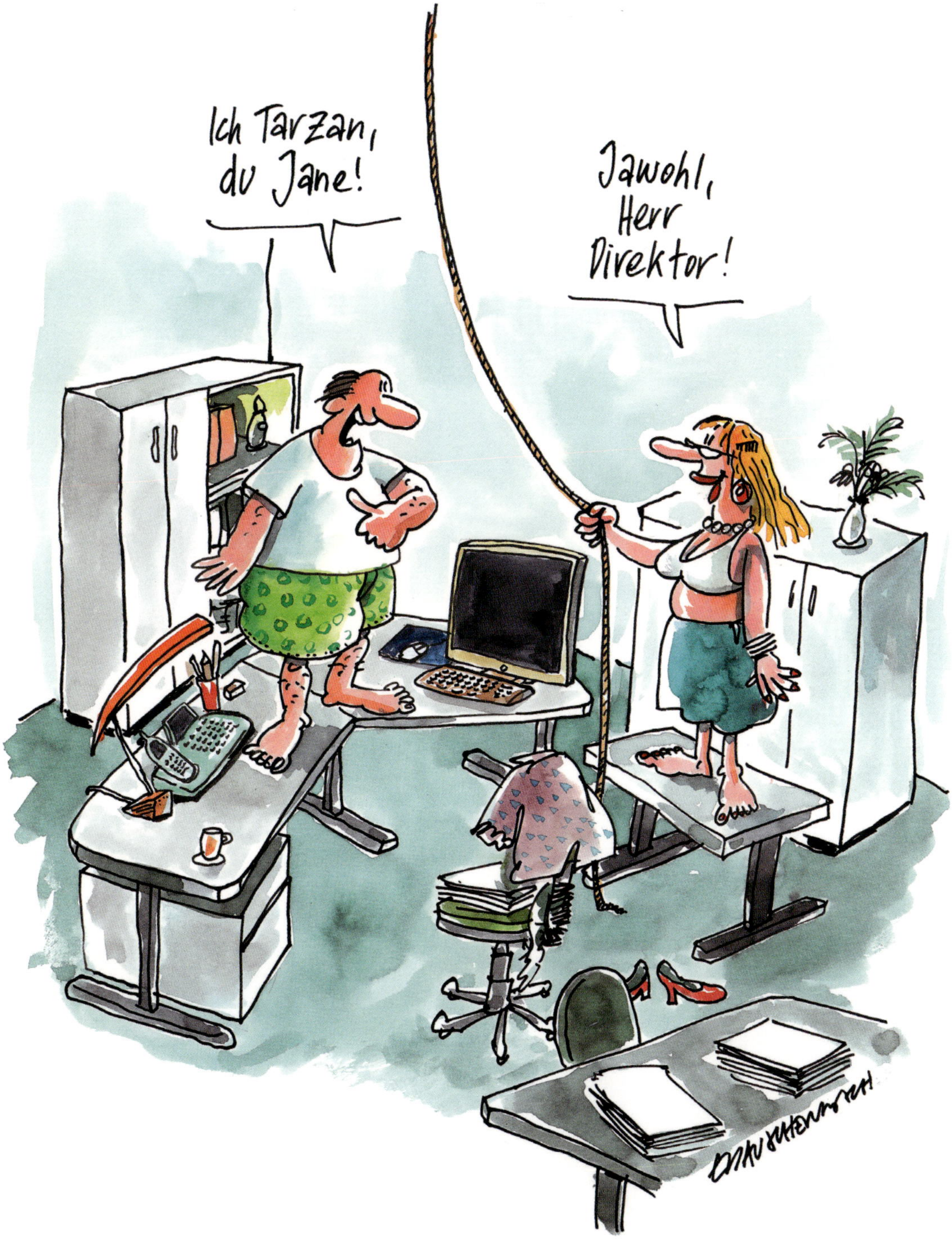
Ich Tarzan, du Jane!
Jawohl, Herr Direktor!

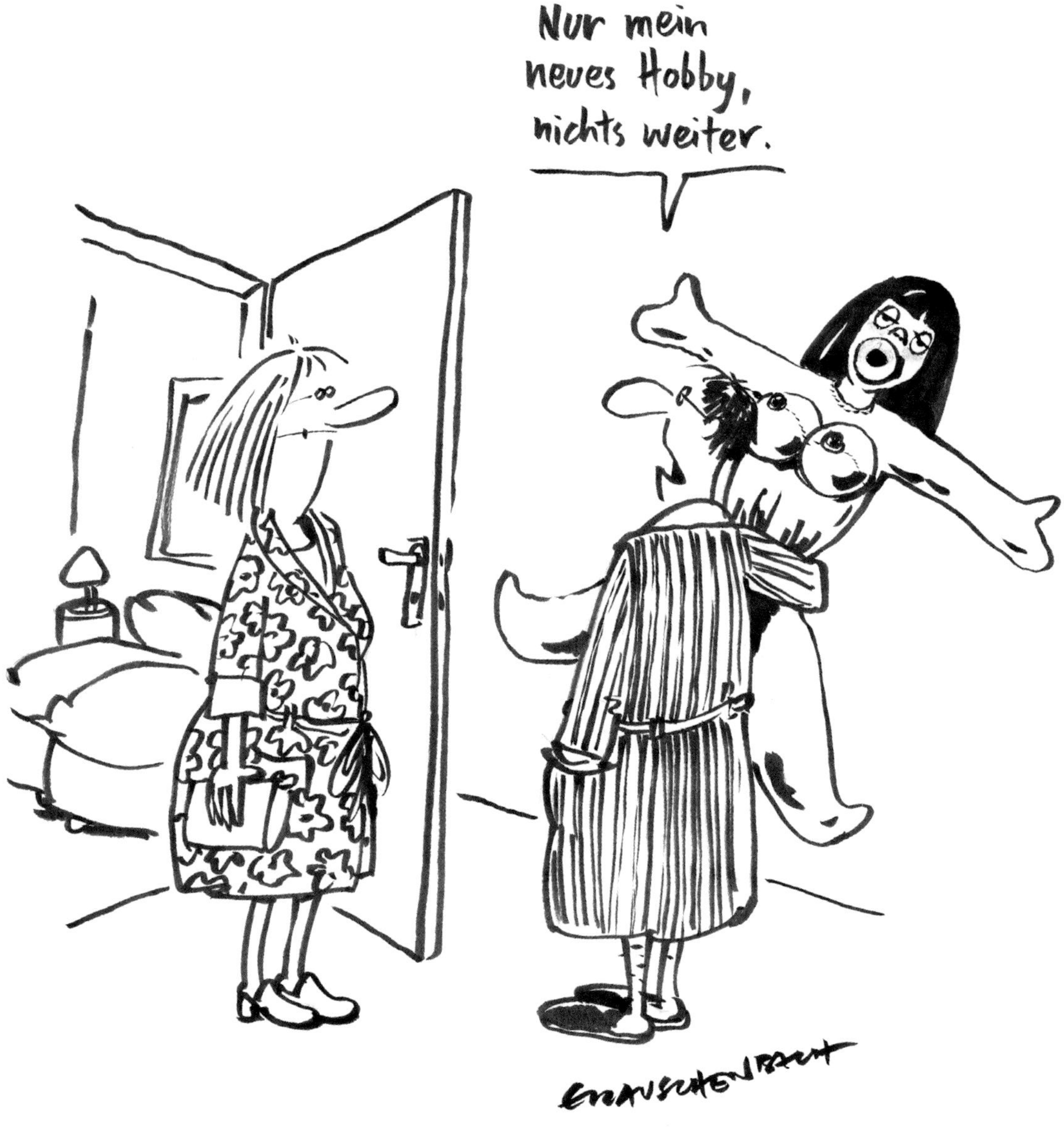
Nur mein neues Hobby, nichts weiter.

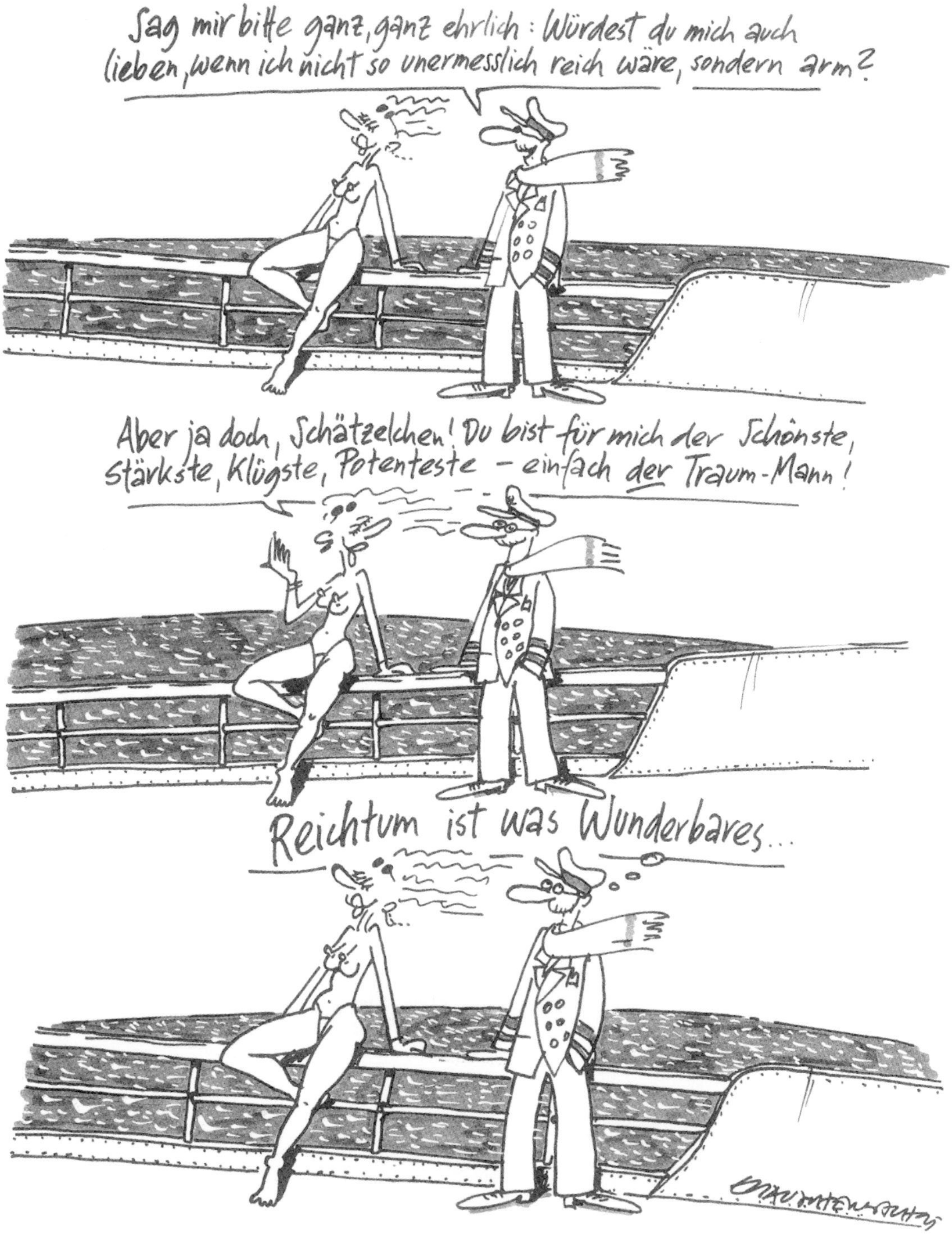
Sag mir bitte ganz, ganz ehrlich: Würdest du mich auch lieben, wenn ich nicht so unermesslich reich wäre, sondern arm?
Aber ja doch, Schätzelchen! Du bist für mich der Schönste, Stärkste, Klügste, Potenteste – einfach der Traum-Mann!
Reichtum ist was Wunderbares...

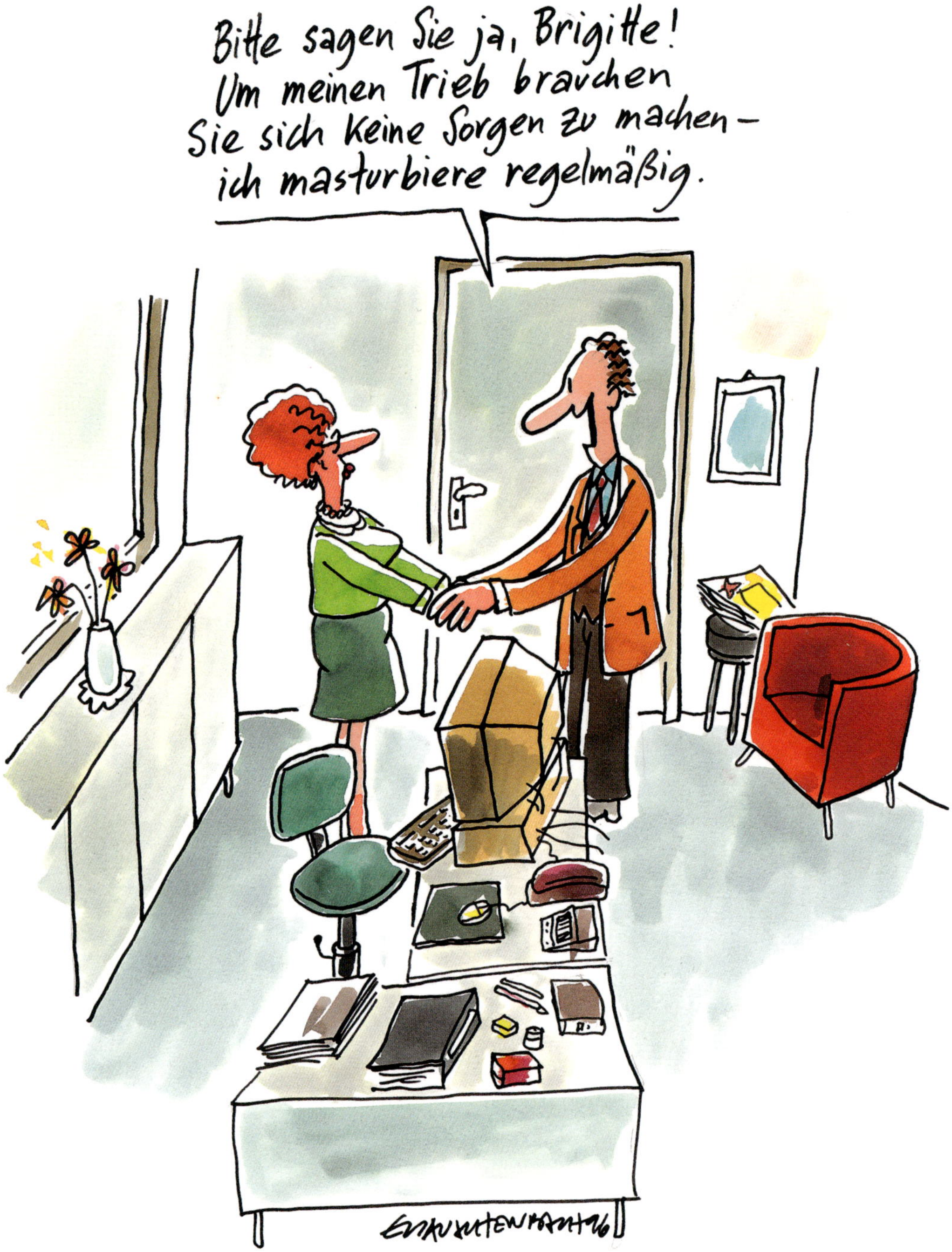
Bitte sagen Sie ja, Brigitte! Um meinen Trieb brauchen Sie sich keine Sorgen zu machen – ich masturbiere regelmäßig.

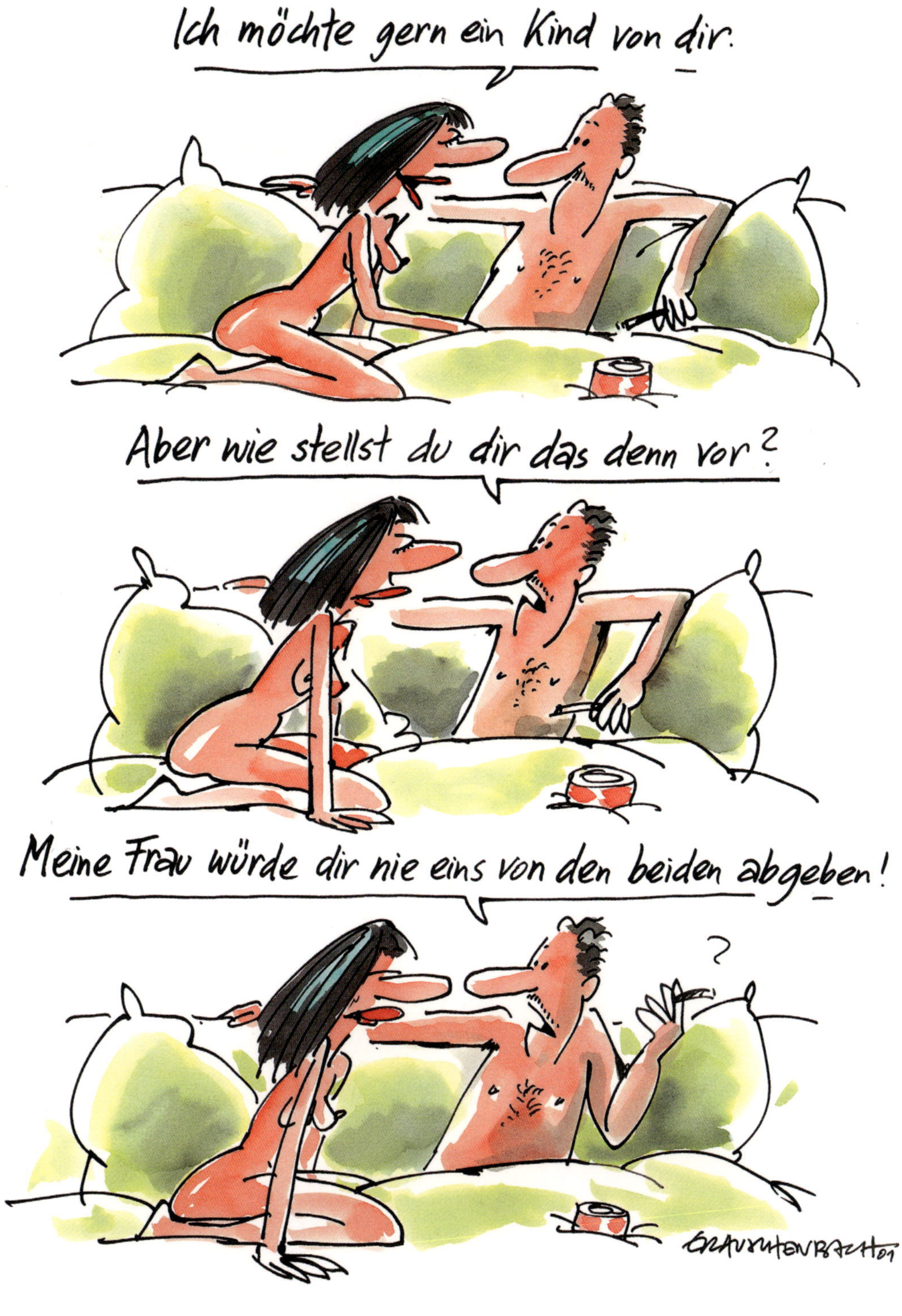

Ich möchte gern ein Kind von dir.
Aber wie stellst du dir das denn vor?
Meine Frau würde dir nie eins von den beiden abgeben!

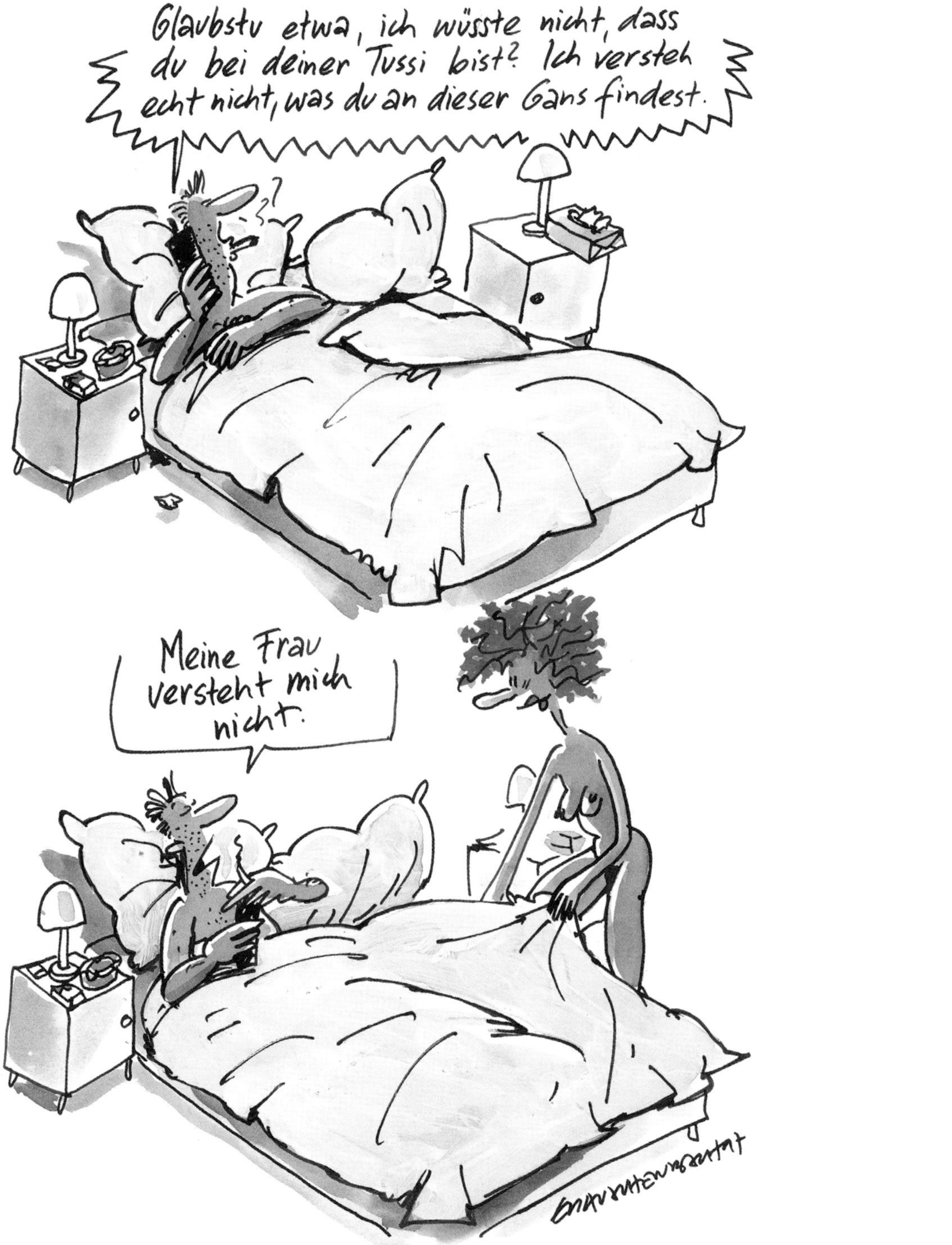
Glaubstu etwa, ich wüsste nicht, dass du bei deiner Tussi bist? Ich versteh echt nicht, was du an dieser Gans findest.
Meine Frau versteht mich nicht.

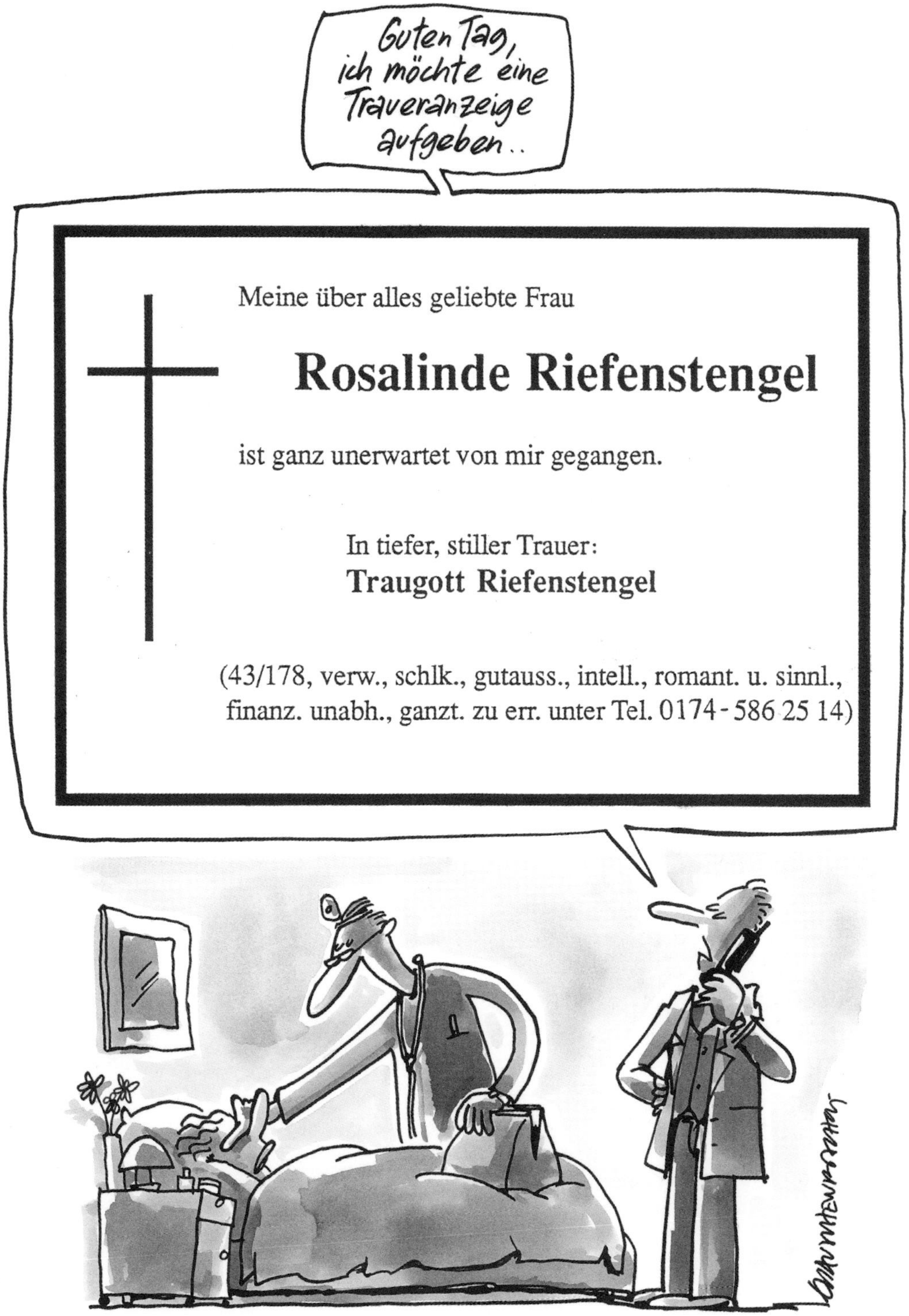
Guten Tag, ich möchte eine Traueranzeige aufgeben..
Meine über alles geliebte Frau
Rosalinde Riefenstengel
ist ganz unerwartet von mir gegangen.
In tiefer, stiller Trauer:
Traugott Riefenstengel
(43/178, verw., schlk., gutauss., intell., romant. u. sinnl., finanz. unabh., ganzt. zu err. unter Tel. 0174 - 586 25 14)

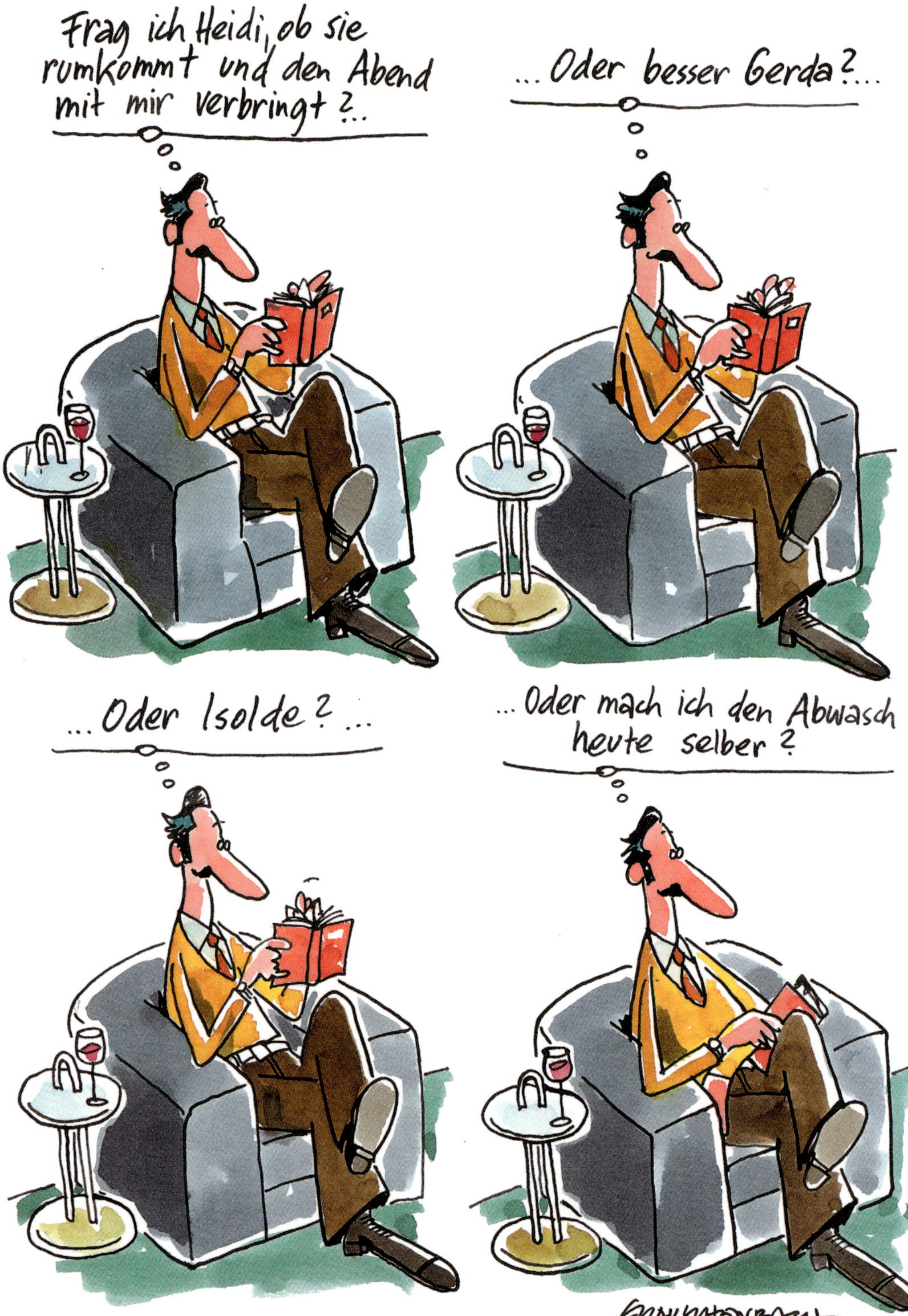
Frag ich Heidi, ob sie rumkommt und den Abend mit mir verbringt?..
... Oder besser Gerda?...
... Oder Isolde? ...
... Oder mach ich den Abwasch heute selber?
GRAUSTHONBACH

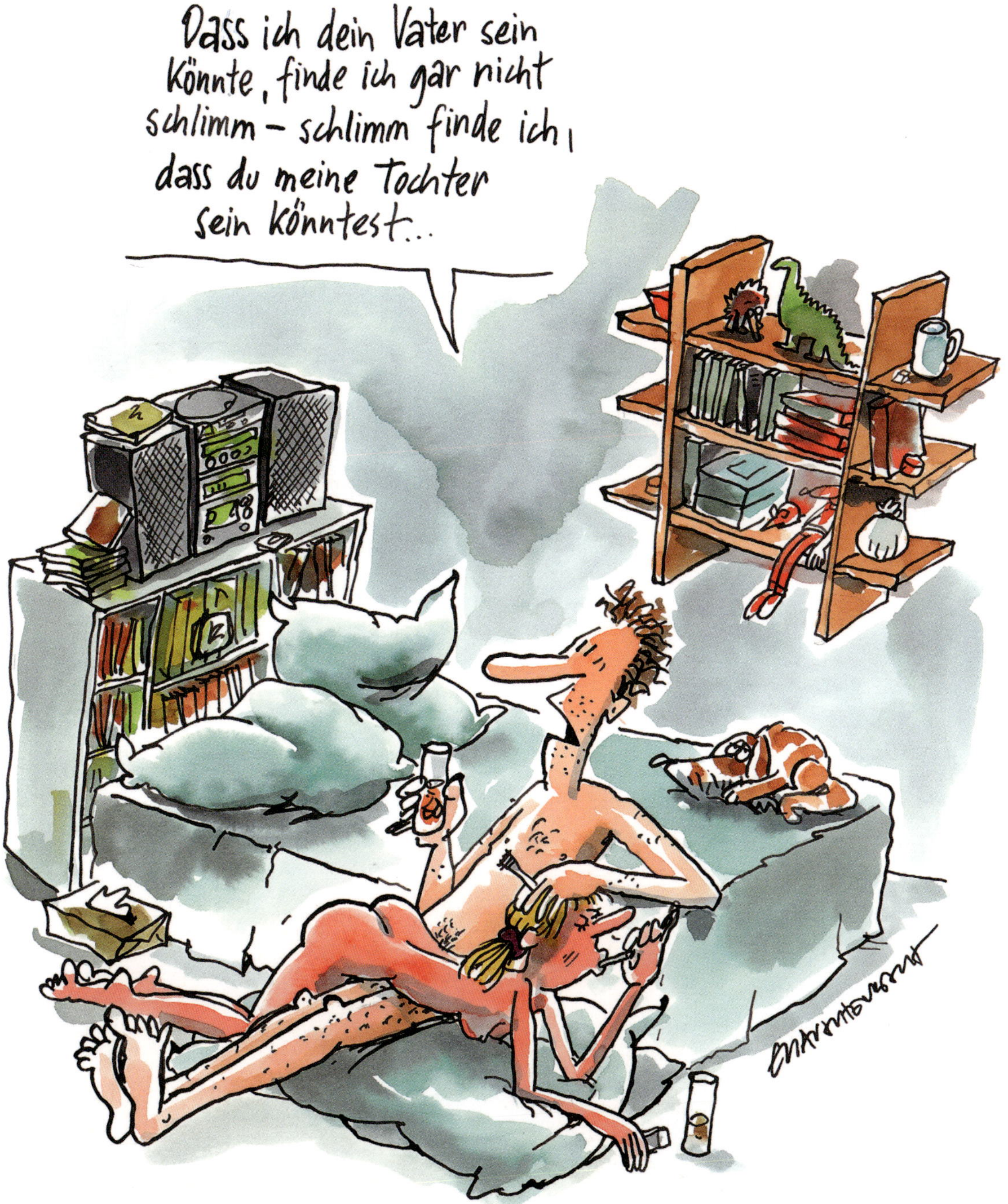
Dass ich dein Vater sein könnte, finde ich gar nicht schlimm – schlimm finde ich, dass du meine Tochter sein könntest...

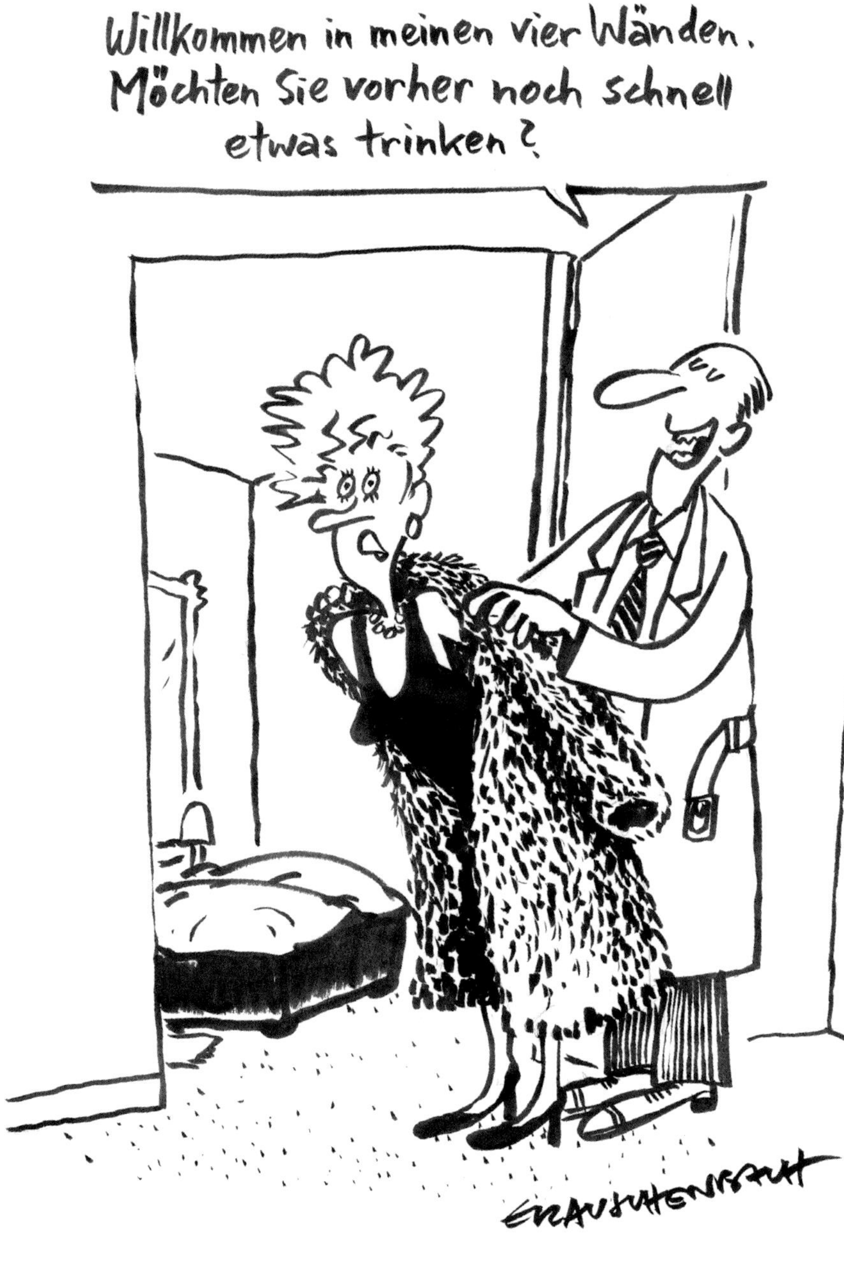
Willkommen in meinen vier Wänden. Möchten Sie vorher noch schnell etwas trinken?

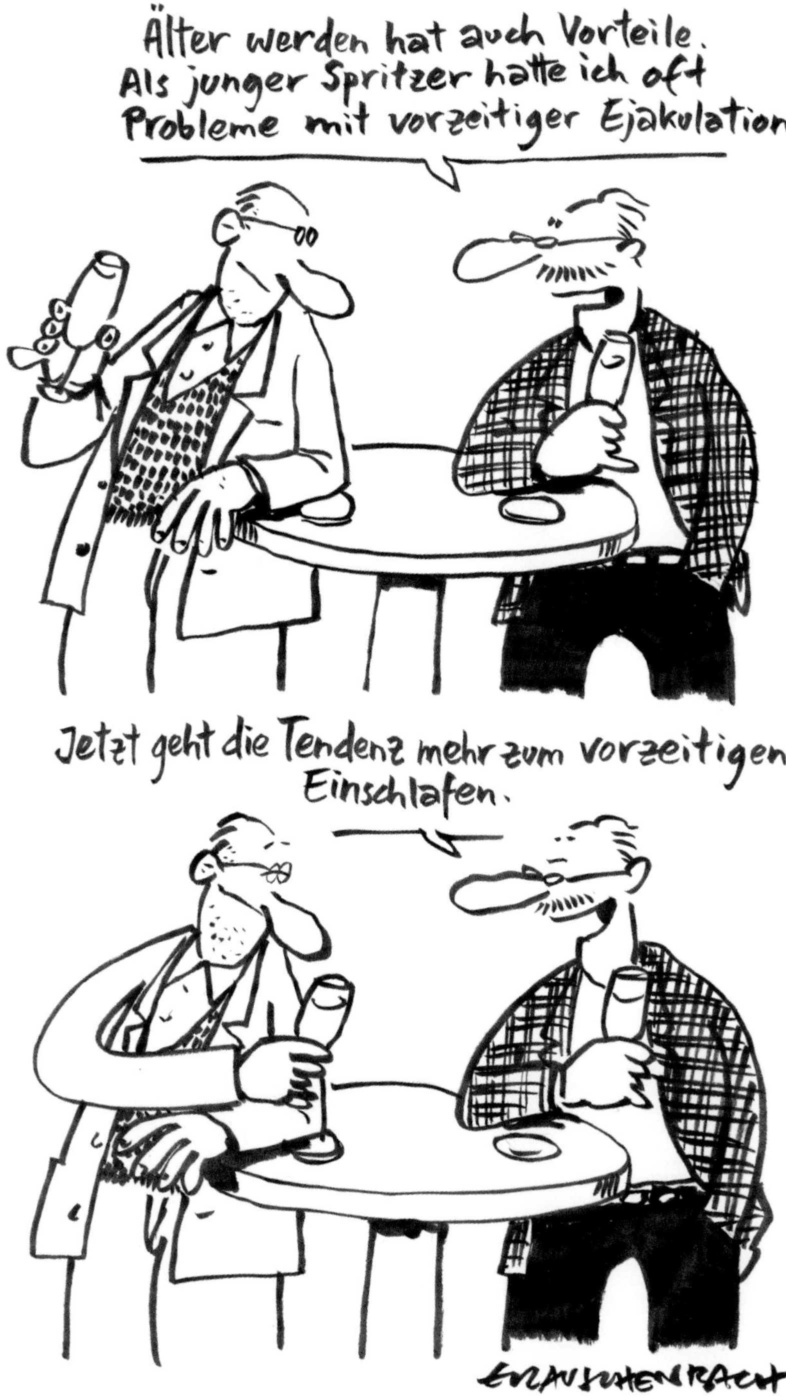
Älter werden hat auch Vorteile. Als junger Spritzer hatte ich oft Probleme mit vorzeitiger Ejakulation.
Jetzt geht die Tendenz mehr zum vorzeitigen Einschlafen.
ERZAUSCHENBACH

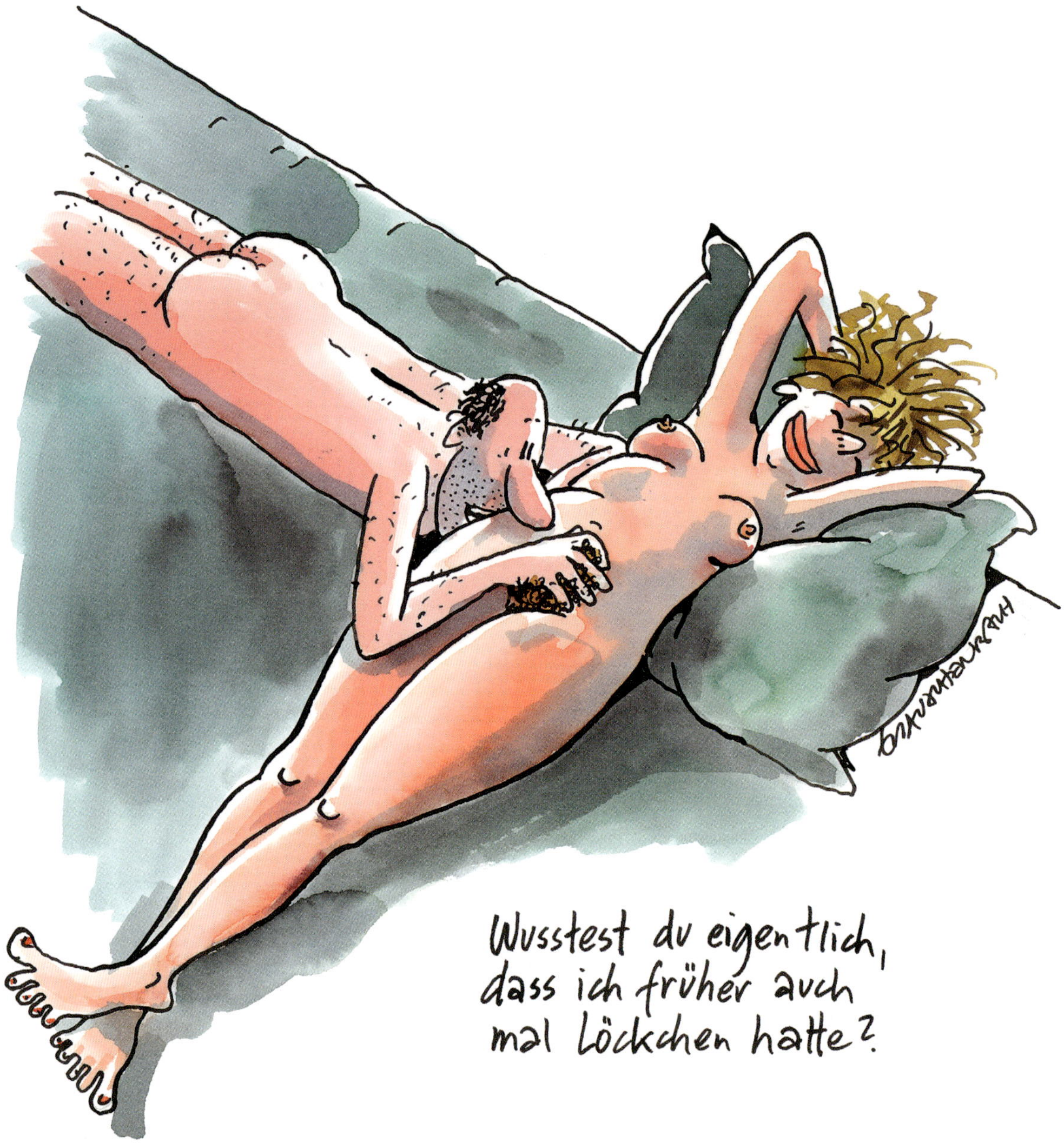
Wusstest du eigentlich,
dass ich früher auch
mal Löckchen hatte?

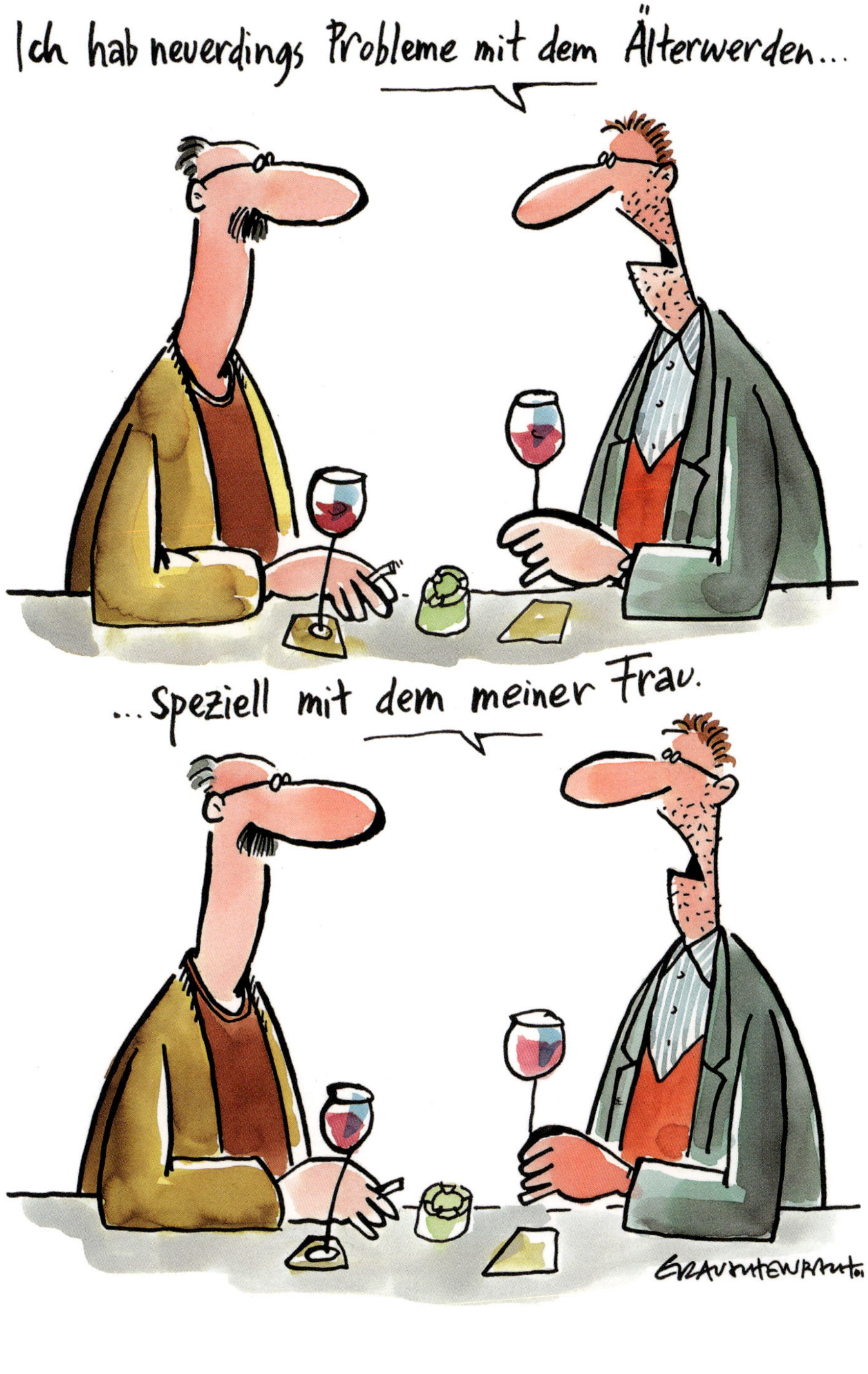
Ich hab neuerdings Probleme mit dem Älterwerden...
...speziell mit dem meiner Frau.

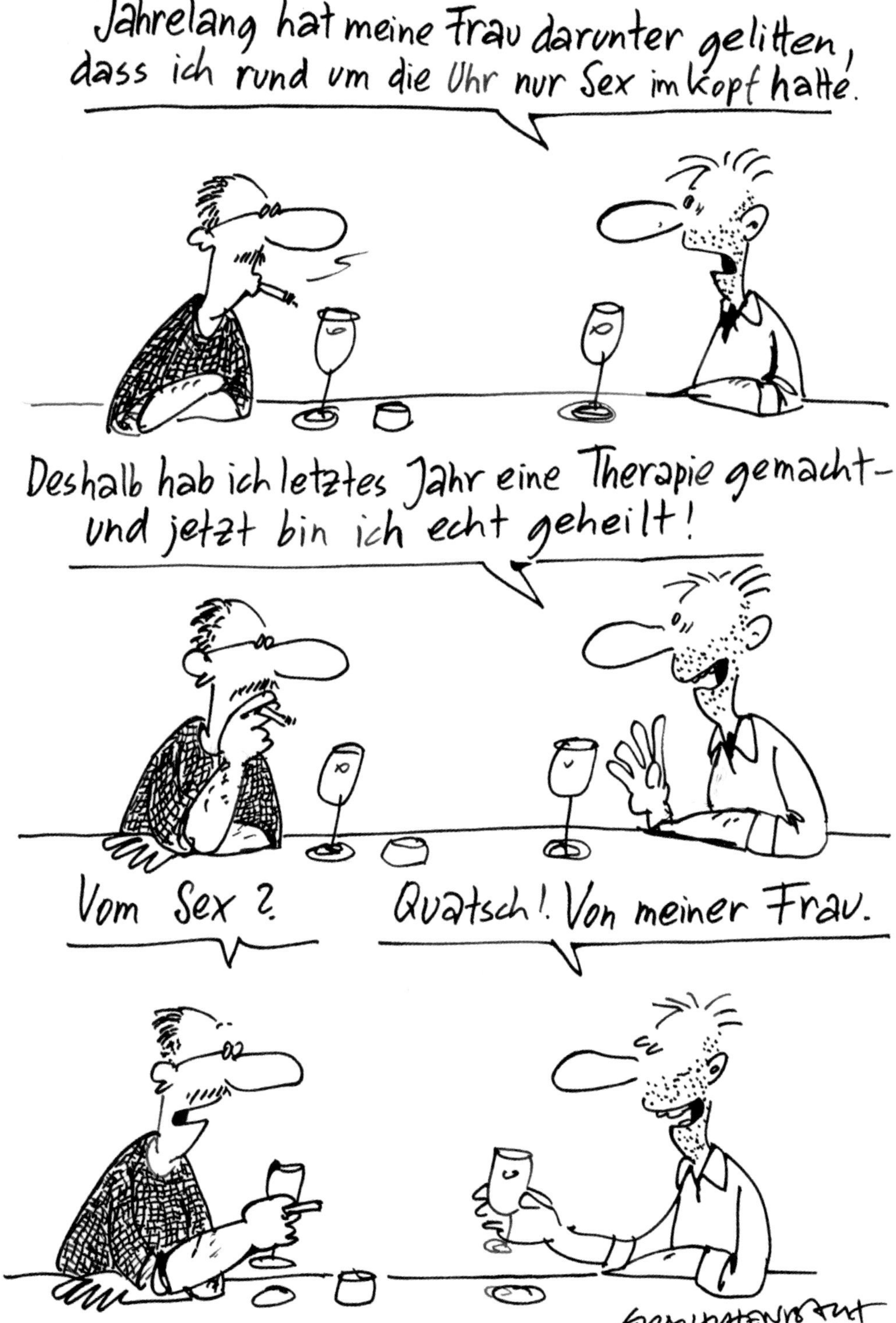
Jahrelang hat meine Frau darunter gelitten, dass ich rund um die Uhr nur Sex im Kopf hatte.
Deshalb hab ich letztes Jahr eine Therapie gemacht – und jetzt bin ich echt geheilt!
Vom Sex?
Quatsch! Von meiner Frau.

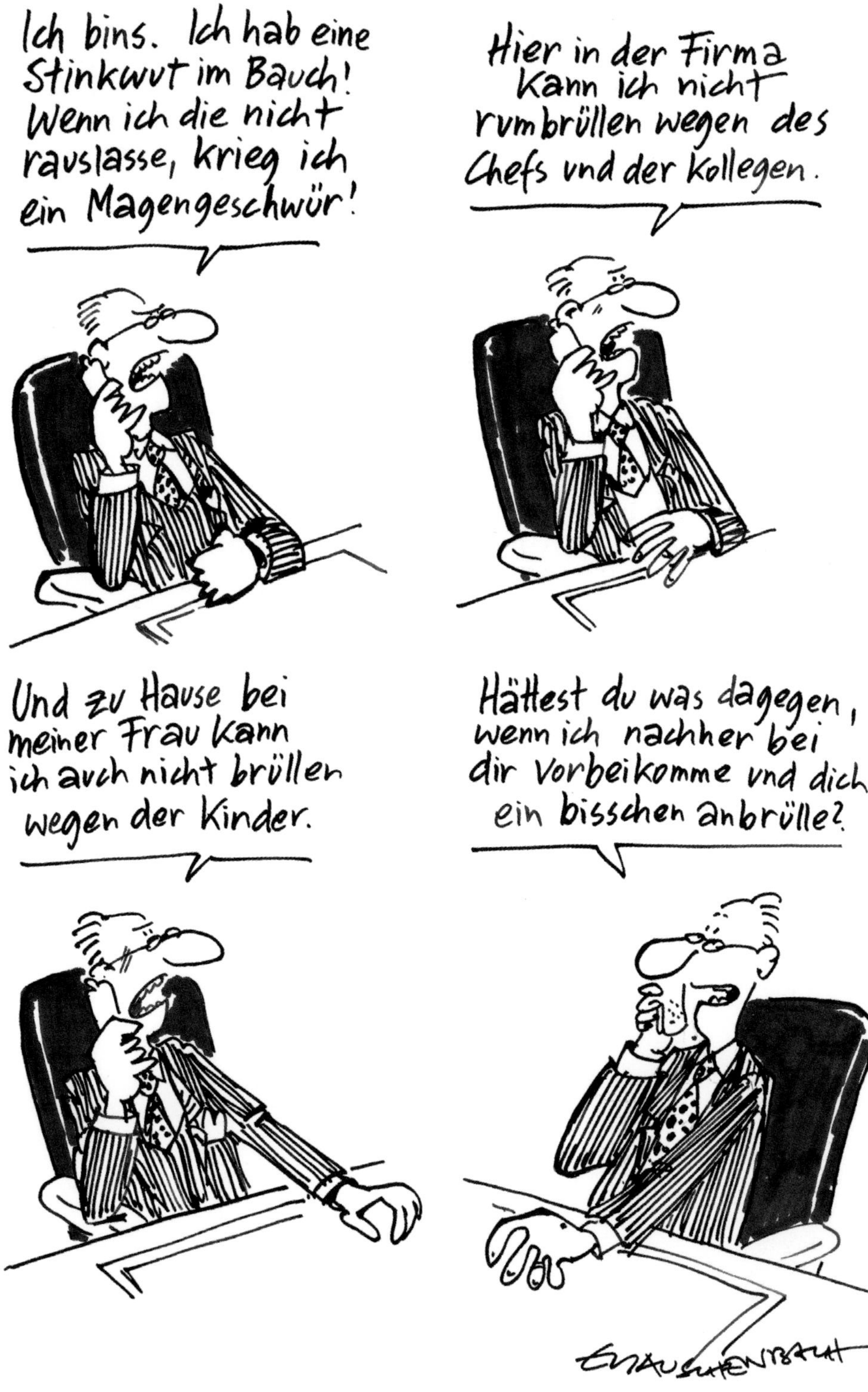
Ich bins. Ich hab eine Stinkwut im Bauch! Wenn ich die nicht rauslasse, krieg ich ein Magengeschwür!
Hier in der Firma kann ich nicht rumbrüllen wegen des Chefs und der Kollegen.
Und zu Hause bei meiner Frau kann ich auch nicht brüllen wegen der Kinder.
Hättest du was dagegen, wenn ich nachher bei dir vorbeikomme und dich ein bisschen anbrülle?
CHAUSCHENBACH

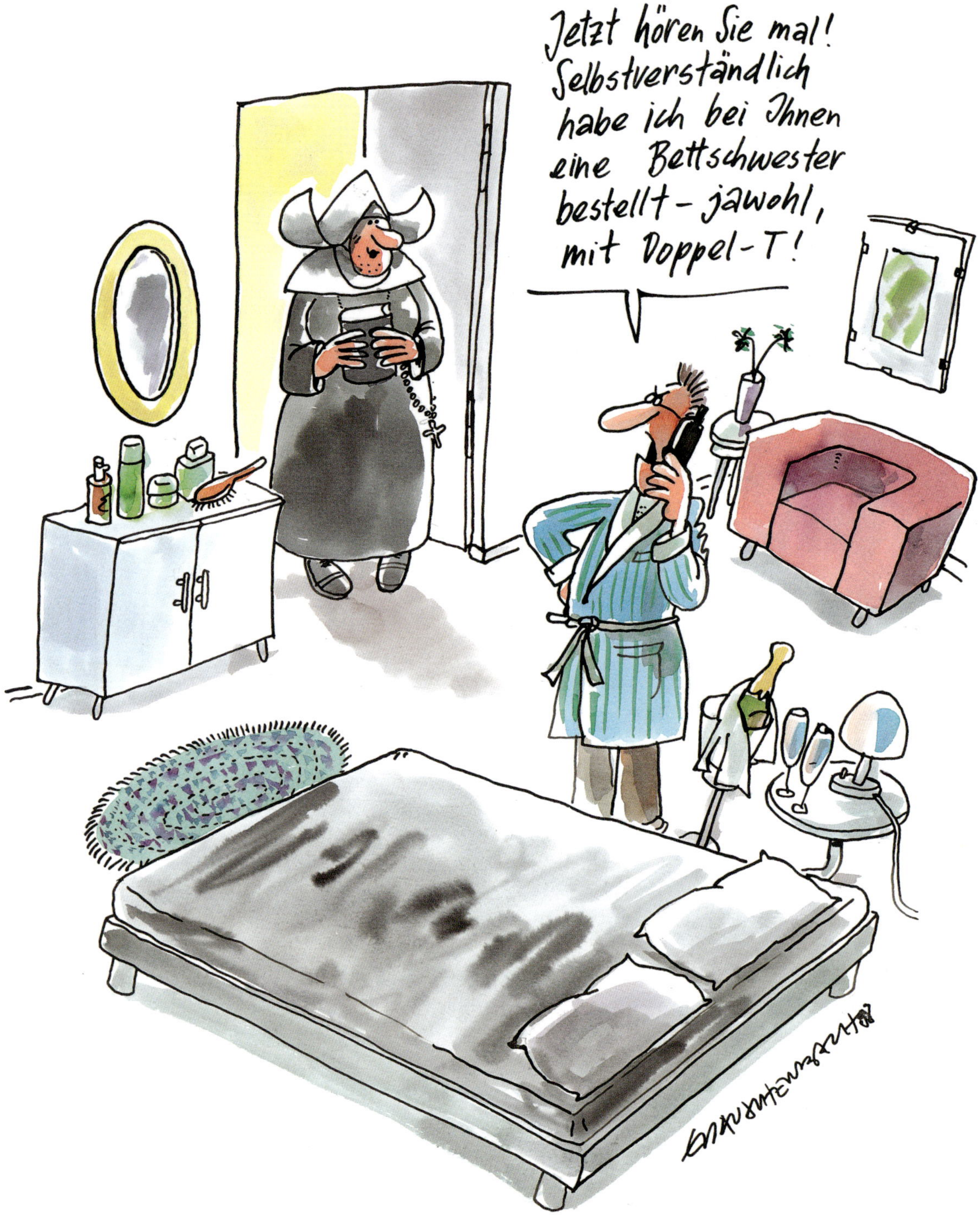
Jetzt hören Sie mal! Selbstverständlich habe ich bei Ihnen eine Bettschwester bestellt – jawohl, mit Doppel-T!

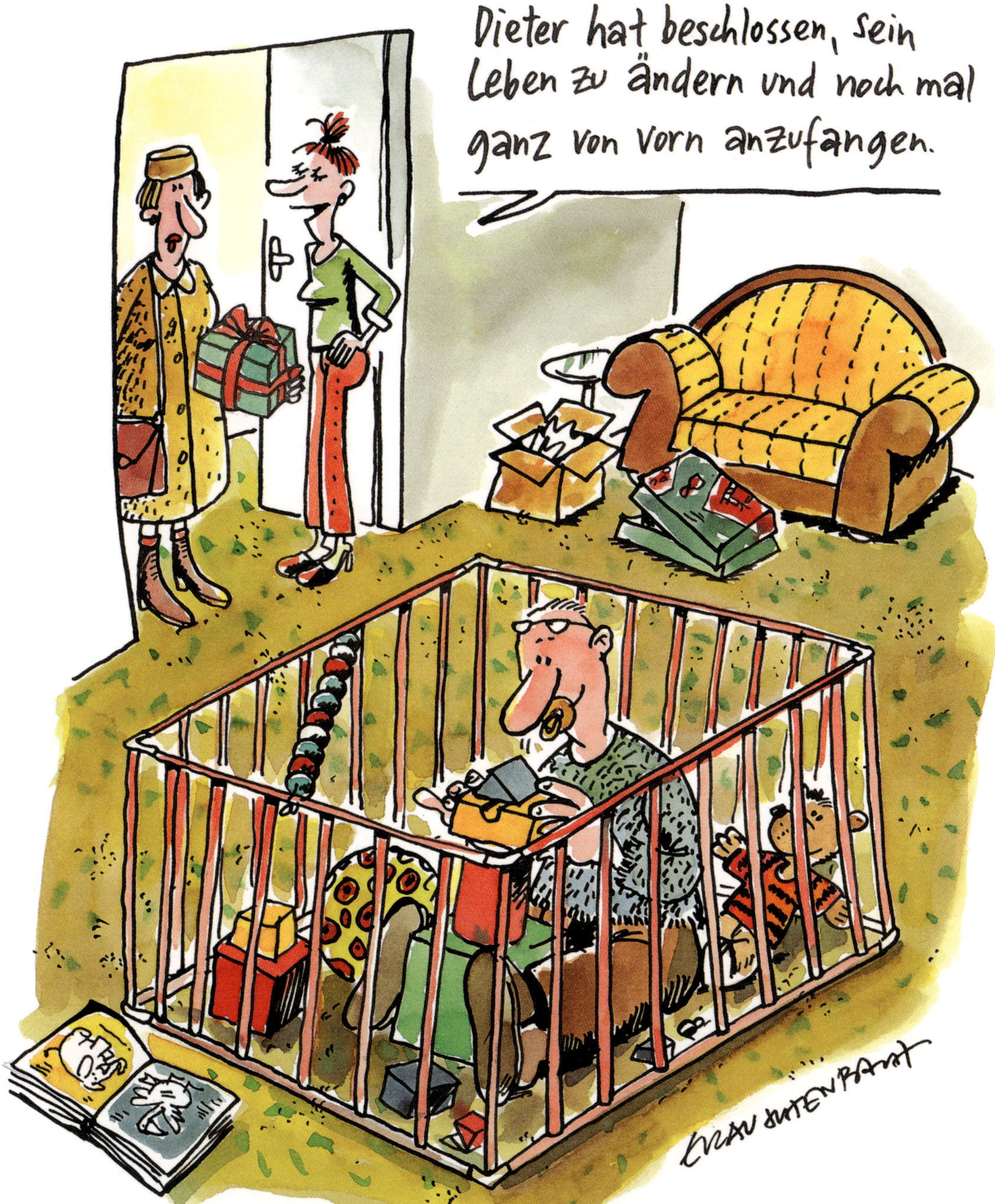
Dieter hat beschlossen, sein Leben zu ändern und noch mal ganz von vorn anzufangen.

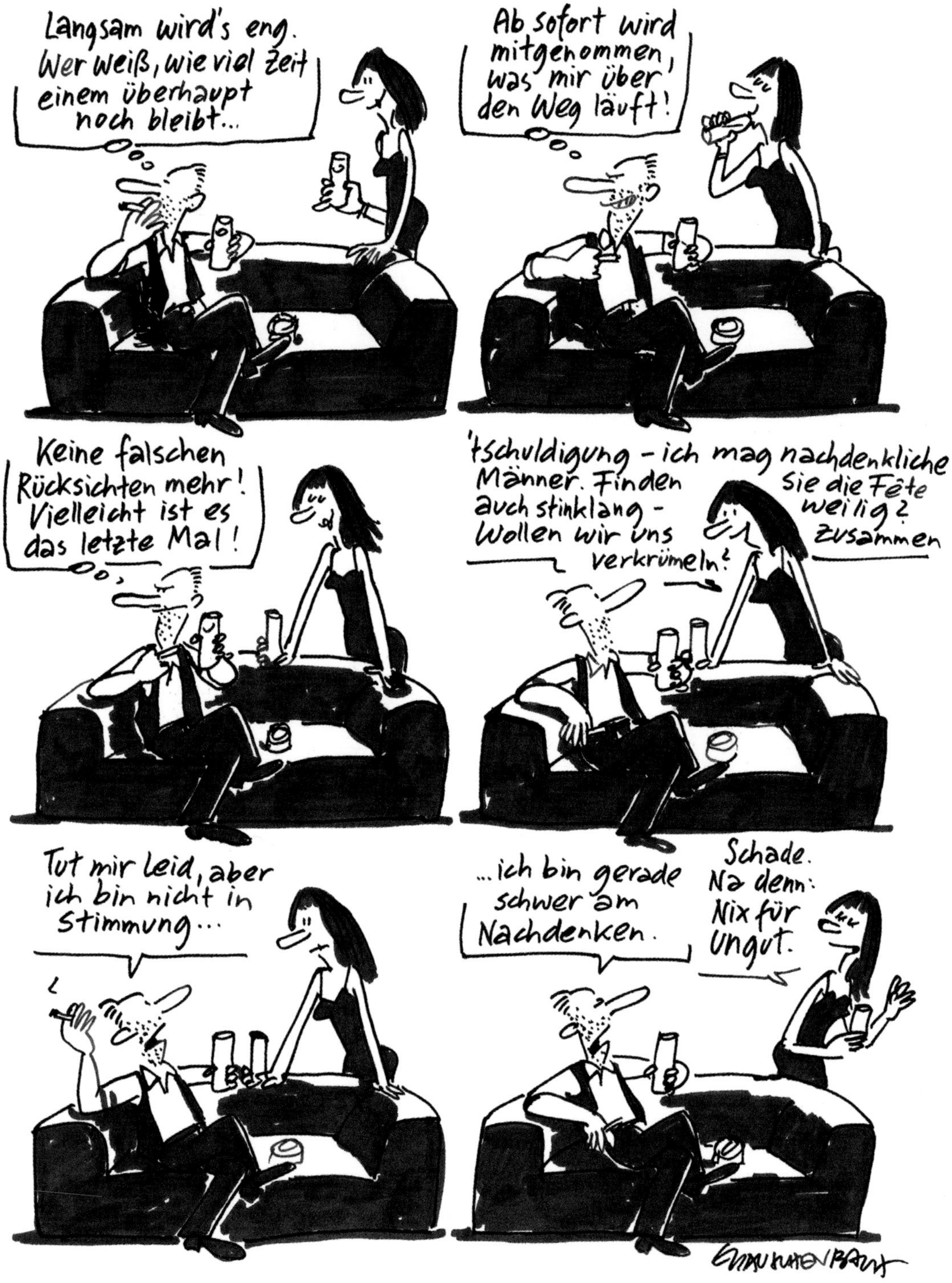
Langsam wird's eng. Wer weiß, wie viel Zeit einem überhaupt noch bleibt...
Ab sofort wird mitgenommen, was mir über den Weg läuft!
Keine falschen Rücksichten mehr! Vielleicht ist es das letzte Mal!
'tschuldigung – ich mag nachdenkliche Männer. Finden Sie die Fête auch stinklangweilig? Wollen wir uns zusammen verkrümeln?
Tut mir leid, aber ich bin nicht in Stimmung...
...ich bin gerade schwer am Nachdenken.
Schade. Na denn: Nix für ungut.

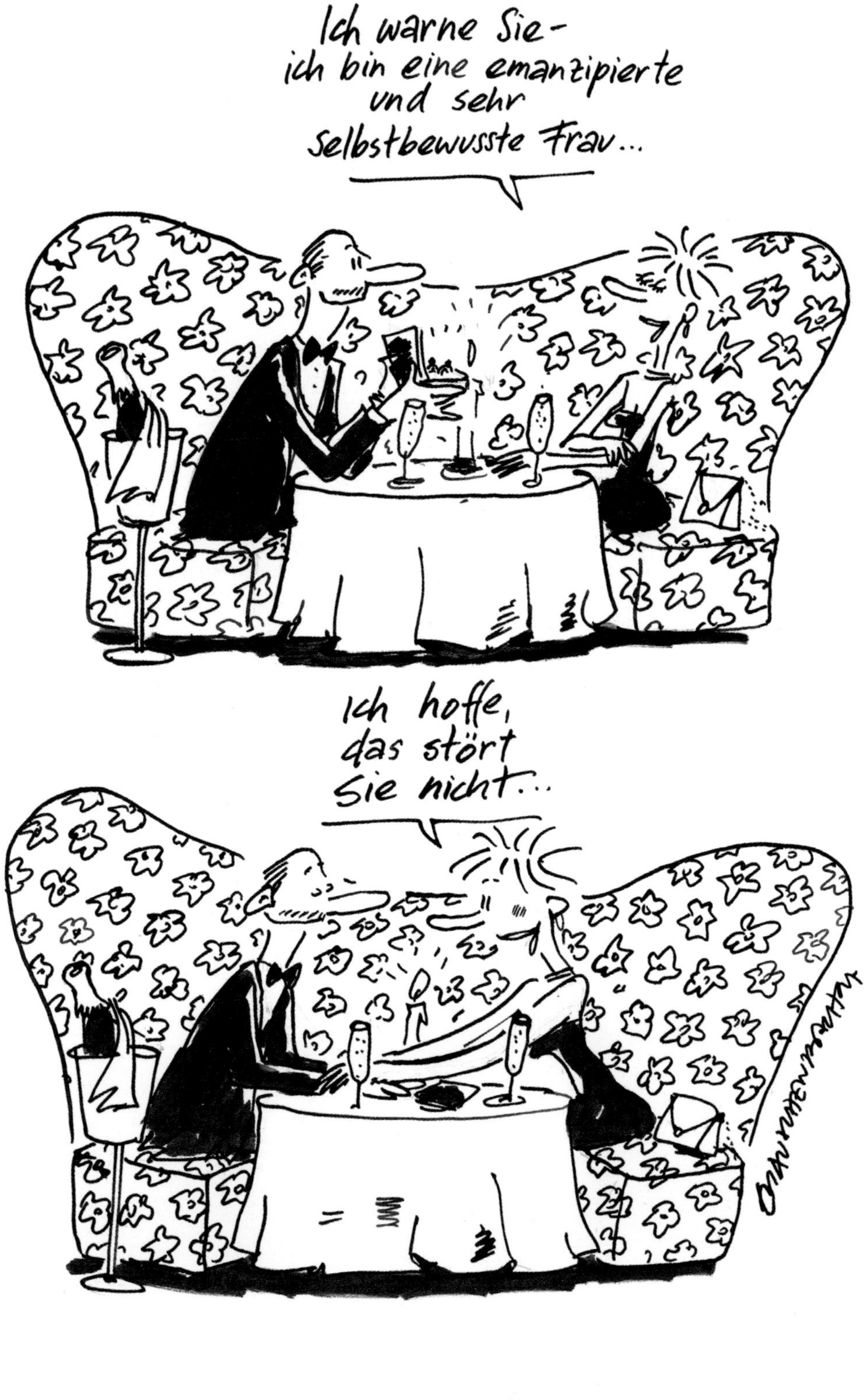
Ich warne Sie- ich bin eine emanzipierte und sehr selbstbewusste Frau...
Ich hoffe, das stört Sie nicht...

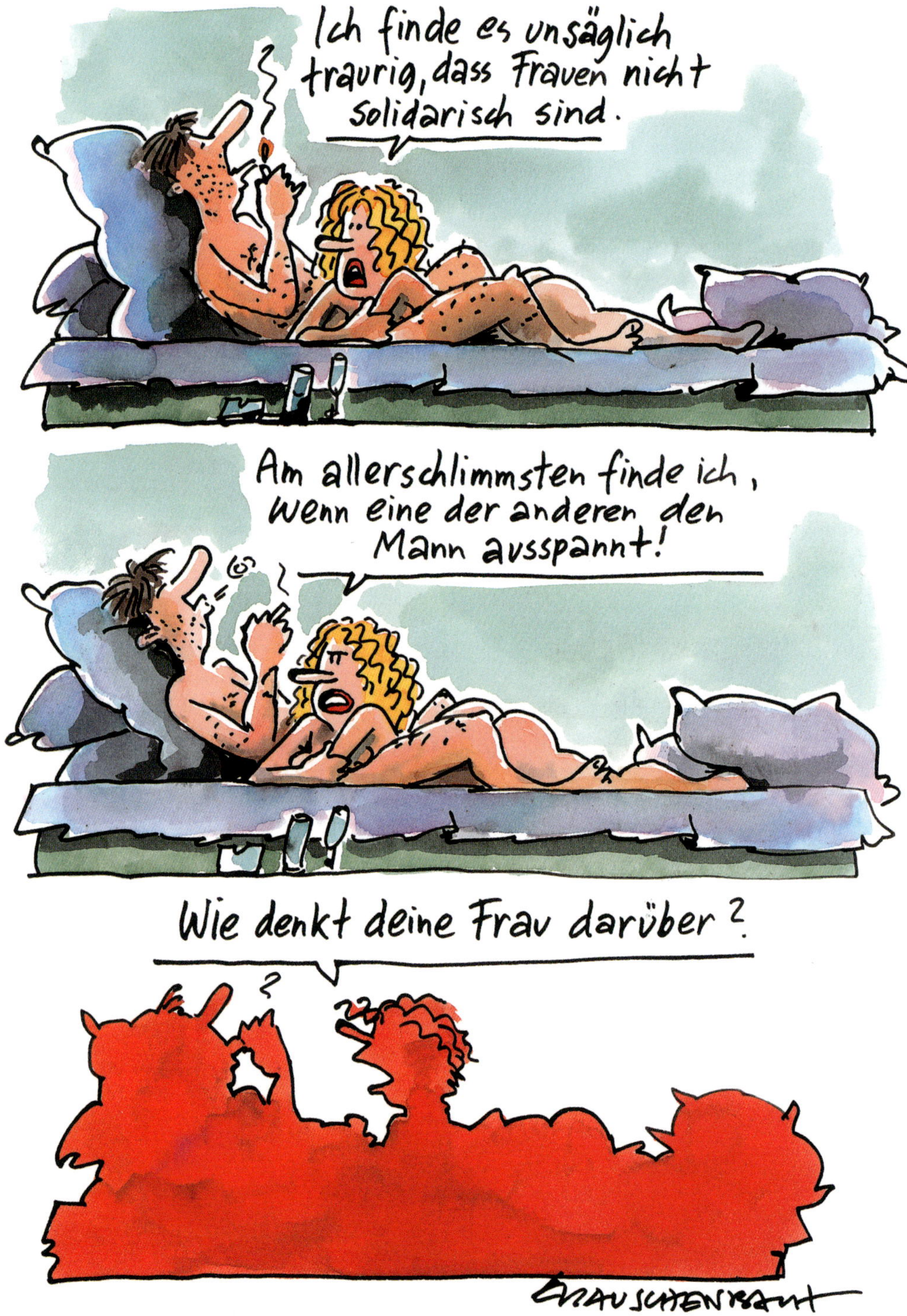
Ich finde es unsäglich traurig, dass Frauen nicht solidarisch sind.
Am allerschlimmsten finde ich, wenn eine der anderen den Mann ausspannt!
Wie denkt deine Frau darüber?
?
??
HAUSCHENBANT

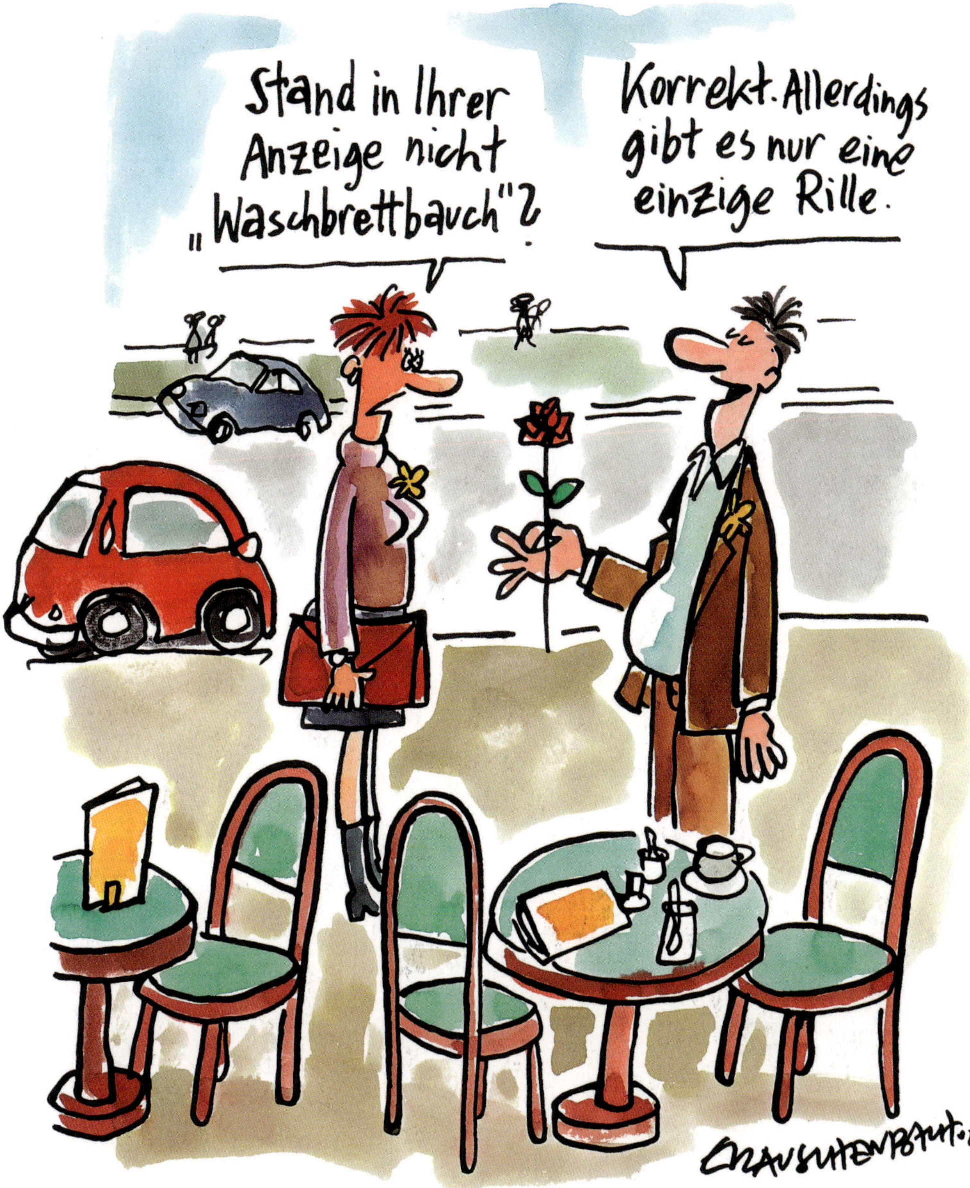
Stand in Ihrer Anzeige nicht „Waschbrettbauch"?
Korrekt. Allerdings gibt es nur eine einzige Rille.

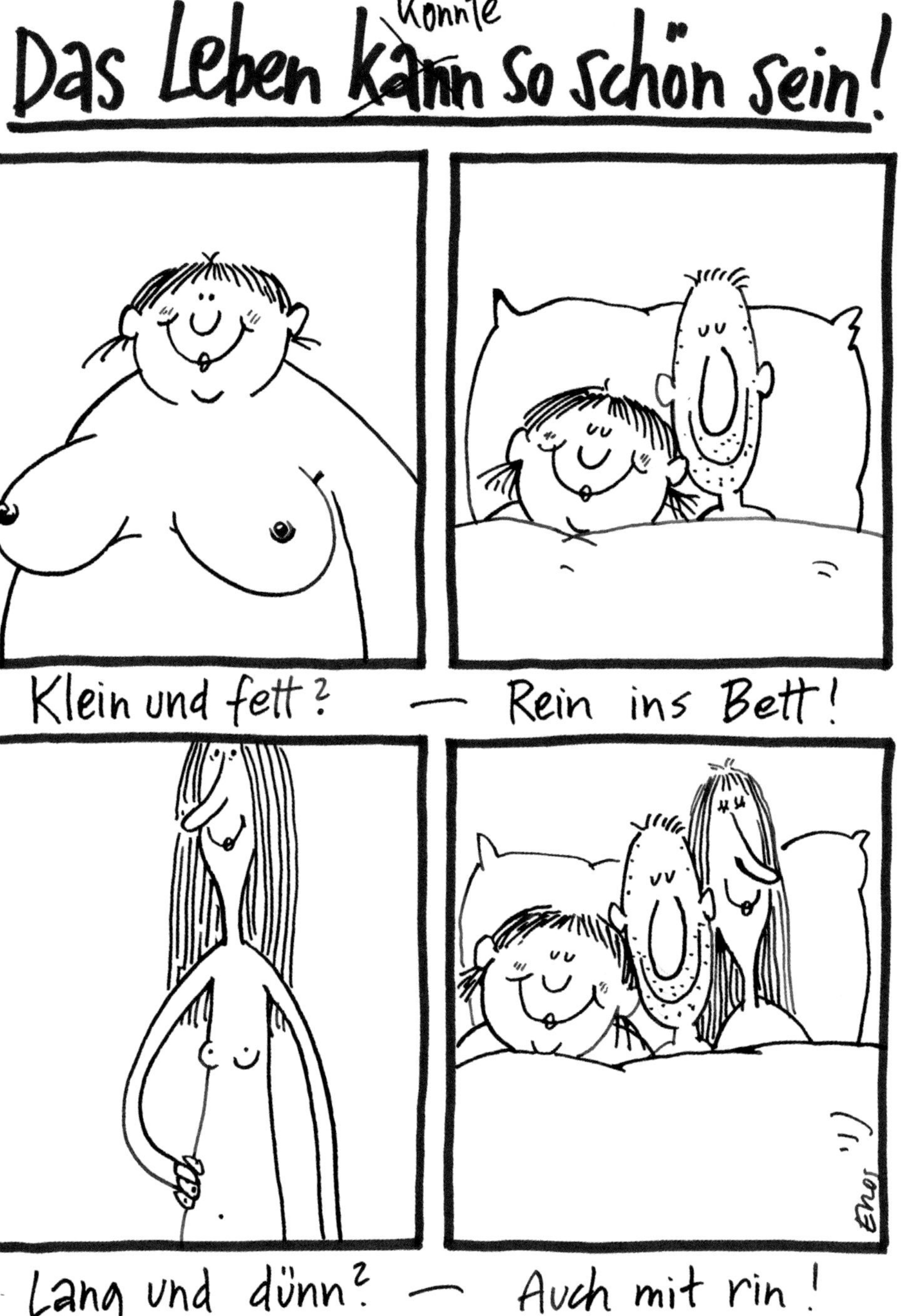
Das Leben ~~kann~~ Könnte so schön sein!
Klein und fett? — Rein ins Bett!
Lang und dünn? — Auch mit rin!

# *Lappan · Bücher, die Spaß bringen!*

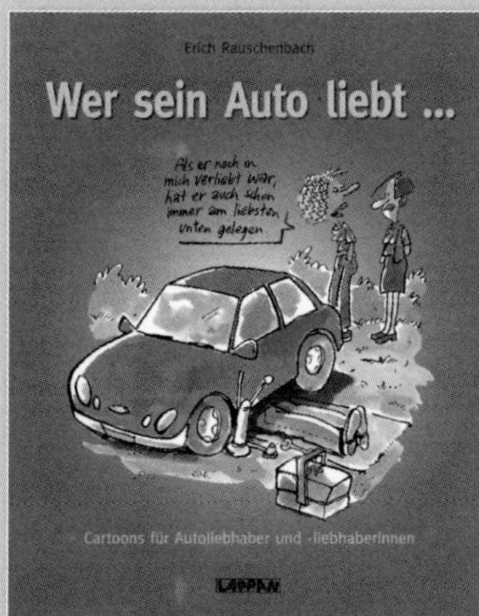


Erich Rauschenbach

***Wer sein Auto liebt …***

64 z.T. farbige Seiten, Hardcover

ISBN 3-8303-3085-5

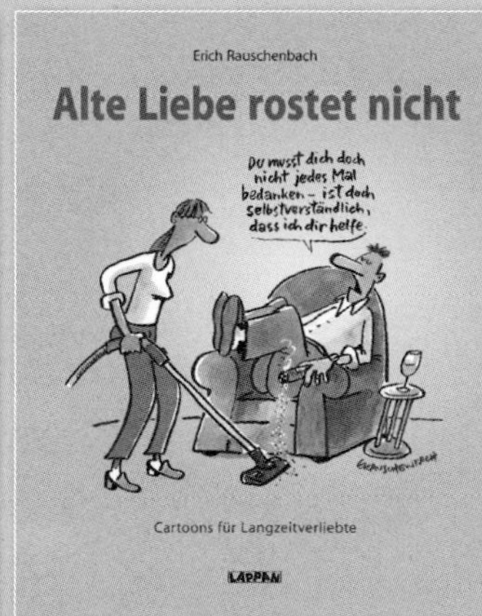


Erich Rauschenbach

***Alte Liebe rostet nicht***

64 z.T. farbige Seiten, Hardcover

ISBN 3-8303-3109-6

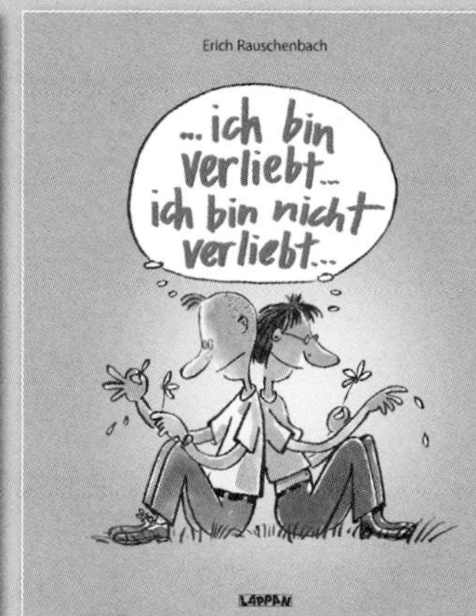


Erich Rauschenbach

***… ich bin verliebt …***

64 z.T. farbige Seiten, Hardcover

ISBN 3-8303-3093-6

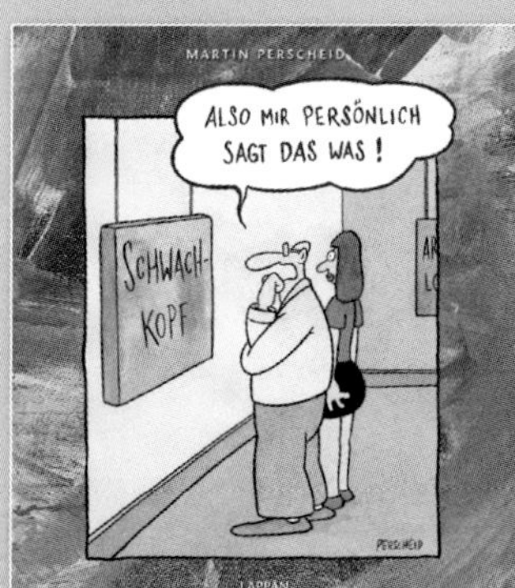


Martin Perscheid

***Also mir persönlich …***

64 z.T. farbige Seiten, Hardcover

ISBN 3-8303-3127-4

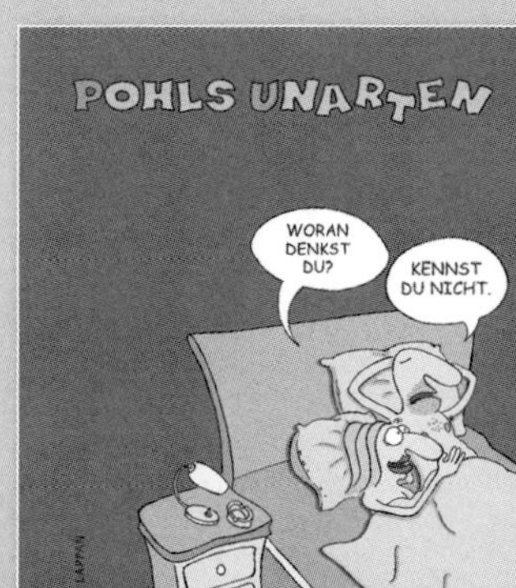


Pohl

***Pohls Unarten***

48 farbige Seiten, Hardcover

ISBN 3-8303-3126-6

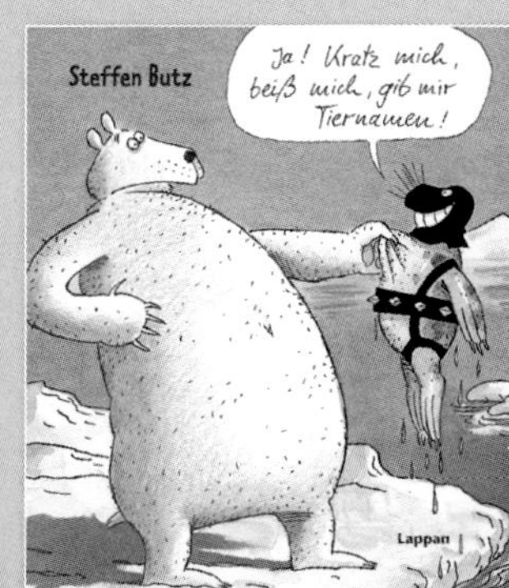


Steffen Butz

***Ja! Kratz mich, beiß …***

48 farbige Seiten, Hardcover

ISBN 3-8303-3110-X

---

*Wir senden Ihnen gern unser Gesamtverzeichnis: Lappan Verlag GmbH*

*Postfach 3407 · 26024 Oldenburg · www.lappan.de · E-Mail:info@lappan.de*